AF597809

El cuerpo *perfecto*

El cuerpo *perfecto*

Una alerta de salud pública en tiempos de redes sociales

ANA LILIA PÉREZ

Grijalbo

El papel utilizado para la impresión de este libro ha sido fabricado a partir de madera procedente de bosques y plantaciones gestionadas con los más altos estándares ambientales, garantizando una explotación de los recursos sostenible con el medio ambiente y beneficiosa para las personas.

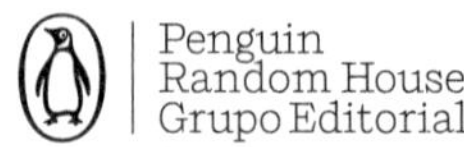

El cuerpo *perfecto*
Una alerta de salud pública en tiempos de redes sociales

Primera edición: noviembre, 2025

penguinlibros.com

ISBN: 978-607-386-663-7

Impreso en México – *Printed in Mexico*

Índice

Introducción

Elisabeth Sparkle no había reparado en su edad hasta que, justo el día en que enfundada en mallas y leotardo en su cumpleaños 50, se entera de que los ejecutivos del programa de televisión de rutinas *fitness* del que ella es la estrella están buscando a una sustituta, alguien "joven". Desesperada, cae en manos de un médico que le ofrece la posibilidad de hacer "una mejor versión" de ella: su otra "yo", pero sin arrugas en el rostro, sin grietas ni flacidez en los labios, con los glúteos levantados, sin celulitis en las piernas, sin rastro de edad, y todo esto con solo inyectarse una peculiar sustancia.

Frente al espejo, Andy, el mánager del púgil Esteban *la Máquina* Osuna, toma una jeringa y se inyecta los labios una y otra vez; pasa largo tiempo en una cama de bronceado, sumerge sus desnudos pies en peceras donde los ávidos *Garra rufa* comerán las células muertas de su piel (ictioterapia). Aun cuando su rostro ha perdido toda gesticulación como consecuencia de tanta cirugía y rellenos, él quiere seguirse rellenando, y cada que se mira se encuentra algo más que "corregir".

Aunque las referencias anteriores —personajes de una película y de una miniserie— suenan exageradas, fantasiosas, lo cierto es que delinean preocupaciones y obsesiones no tan distantes de lo que una buena parte de la población en el mundo y en diversos estratos sociales experimenta actualmente: en tiempos en los que la hipervirtualidad y las redes sociales, convertidas en la adicción del siglo, han instalado un ideal de vida, de imagen, de rostro y de cuerpo desvirtuado, cada vez más distante de la realidad, creando la necesidad de que se materialice a costa de lo que sea.

Este no es un libro sobre cine; tampoco contará el libreto de una película o serie de televisión. Esta es una investigación periodística acerca de la sociedad del siglo XXI, obsesionada con los cánones y estereotipos de "belleza", inalcanzables de manera "natural" y solo producidos mediante procedimientos estéticos con o sin bisturí.

Mis primeros pasos en la investigación del tema remiten a una época en que las intervenciones estéticas, con o sin bisturí, comenzaron a popularizarse y generalizarse hasta volverse más visibles, extendidas y habituales. Se percibían, en teoría, como más accesibles en términos económicos, aunque no siempre menos riesgosas, pues en ocasiones se realizaban de forma clandestina y surgían complicaciones derivadas del intrusismo.

Suele decirse que los temas a veces le llegan al periodista de forma casi fortuita. Es la vida la que nos coloca frente a asuntos que, en determinado momento, decidimos indagar a profundidad. En este caso, fueron diversas emergencias clínicas las que casualmente me acercaron al problema que me propuse investigar para este libro.

Las largas jornadas de trabajo, cuando me desempeñaba como reportera para revistas, conllevaban un estrés que parecería "normal": inexorable para quienes nos adentramos a investigar la corrupción, el crimen organizado y sus vínculos en la política. La consecuencia se materializó en una gastritis aguda que en repetidas ocasiones me llevó a varios hospitales y consultorios en diversas entidades del país.

En una de mis recaídas, la atención médica más cercana la encontré en el consultorio privado de un médico de origen colombiano asentado hacía ya décadas en México. Muchos años después, este se haría conocido mediáticamente cuando enfrentó a los extorsionadores de la zona, que se decían parte del temible grupo criminal La Familia Michoacana.

En aquel consultorio del médico colombiano busqué atención a una de las tantas crisis de mi gastritis, y uno de esos días, mientras el suero y los medicamentos fluían lento por las venas, escuché a la enfermera en turno explicarle a otra mujer, que allí yacía, que habían comenzado a ofrecer procedimientos estéticos, detallándole las promociones y paquetes especiales "a bajo costo".

Se trataba de un simple establecimiento de medicina general. El lugar ni siquiera estaba suficientemente habilitado para atender padecimientos clínicos de primer nivel,[1] mucho menos estaba acondicionado para cirugías de esa naturaleza. No tenía especialistas, ni la infraestructura ni las condiciones de asepsia mínimas. Apenas ponía uno un pie en el umbral de la puerta principal, se podía escuchar el canturreo de gallos de pelea en jaulas sobre los camellones aledaños, originalmente diseñados con uno que otro árbol y alguna que otra planta. Alguien más tenía conejos que de cuando en cuando azuzaban a los perros callejeros.

El ofrecimiento me sorprendió tanto por las condiciones del lugar como por el "bajo costo" que tanto se enfatizaba. Esto me hizo reflexionar en que los procedimientos estéticos, poco a poco, se habían ido popularizando en barrios y colonias de todo tipo, muchos sin infraestructura

---

[1] Según los criterios de las autoridades de salud, las unidades de primer nivel otorgan atención ambulatoria, que puede ser general. En dichas unidades inicia el primer contacto con los pacientes. Las de segundo nivel son las que brindan atención hospitalaria más especializada y de urgencias. Y las de tercer nivel otorgan atención médica hospitalaria de alta especialización en instalaciones con equipamiento igualmente de alta especialidad.

apropiada, a ojos cerrados o bajo la connivencia de las autoridades.

Por aquellos años, la televisión transmitía *Sin senos no hay paraíso*, una serie colombiana muy popular en la que las jóvenes hacían cualquier cosa para conseguir dinero y pagar sus implantes de senos; en su imaginario, estos les garantizarían el acceso al "paraíso": una vida de riqueza y lujo como parejas o acompañantes de narcotraficantes adinerados. A estas jóvenes se las llamaba "prepago", aludiendo a que sus "clientes" pagaban por adelantado por su compañía o servicios, como si se tratase de tiempo aire para el celular; así, ellas eran un producto o servicio comercializado de forma sistematizada dentro de ese mundo.

En esta trama telenovelesca, adaptación de la novela homónima del escritor Gustavo Bolívar, algunos episodios contaron los estragos de los procedimientos estéticos o el rechazo del cuerpo a los implantes.

Las clínicas, spas, pero también casas o departamentos adaptados como supuestos "centros de *aesthetic*" y hasta la estilista con el local más modesto comenzaron a ofrecer en México paquetes y alternativas de "embellecimiento", como en Colombia, y nuestro país rápidamente se convirtió en uno de los mayores oferentes de cirugías y procedimientos estéticos en el mundo. Desde hace ya algunos años, es un amplio mercado para el denominado turismo estético, que se caracteriza por armar paquetes que incluyen la intervención o procedimiento, traslados, cuidados posoperatorios en casas de descanso o recuperación y, en general, toda la estadía: son combos "todo incluido", como los vacacionales.

Aquellos años comenzaba a hacerse cada vez más frecuente también que, al acudir a algún salón de belleza a hacerse un mínimo arreglo de cabello o manicura, el o la estilista le susurrara a su clienta, que le comentara de manera casual, mientras le lavaba, alaciaba o rizaba el cabello, o mientras le limaba las uñas, que les habían llegado unas "ampolletitas" que casi mágicamente podían adelgazar las mejillas y resaltar los pómulos, eliminar aquellas molestas arrugas naturales de la edad (pero que debían retrasarse o evitarse a toda costa) o rellenar o moldear cualquier parte del cuerpo; que allí mismo podía aplicarse el pinchazo, ¡y listo!

¿Para qué desgastarse tantas horas en un gimnasio o matarse de hambre con las dietas si existían las mágicas ampolletas?

Aquellos ofrecimientos despertaron en la reportera la inquietud por indagar el tema, cavilando sobre los riesgos de ese tipo de negocios, de sus procedimientos y las sustancias empleadas. Las posteriores investigaciones periodísticas relacionadas con el sector salud que desarrollé me llevaron a conocer a personas afectadas por las secuelas de procedimientos que, en muchas ocasiones, fueron practicados por quienes ni médicos eran o por el tipo de compuestos que se usaron.

Al cabo de los años —ya en tiempos de redes sociales, *selfies*, filtros, la snapchatmanía, el efecto Zoom, la obsesión por el blanqueamiento de la piel, el *skincare* tiktokero, la ozempicmanía, el idolatrado cuerpo Kardashian, los *Russian lips*, el haga-lo-que-le-diga-el-*influencer* o los tutoriales para el hágalo usted mismo—, los procedimientos estéticos, con o sin bisturí, viven un auge en todo el mundo. Sus impactos negativos también.

La búsqueda del reconocimiento, la ilusión por la popularidad y con ello el prometido "paraíso" va más allá de los senos: lleva a cambiarse el rostro, estirarse los ojos, levantarse la nariz, quitarse el interior de las mejillas, liposuccionarse, rellenarse lo que haya que rellenar, recortarse lo que haya que recortar, levantar, acomodar, estirar, moldear, "corregir", "tunearse"... según el estereotipo de moda, las "tendencias" de cuerpo y rostro socialmente "perfectos", mediáticamente "ideales".

La indagatoria periodística de estas prácticas me llevó a un medio donde abunda la charlatanería, el engaño, el riesgo, el lucro voraz y el intrusismo que en ocasiones raya en la criminalidad por parte de quienes les hacen creer a sus pacientes —clientes, víctimas— lo que no es ni será.

Les venden una idea de perfección que en realidad no tendrán, los exponen de manera irresponsable a situaciones riesgosas para su salud, que en su mayor lesividad pueden conducirlos a la muerte.

Este se ha convertido en un asunto de salud pública.

Anualmente millones de personas en el mundo se someten a intervenciones y procedimientos con o sin bisturí y otros tratamientos estéticos, pero en muchas ocasiones lo hacen sin conocer los riesgos. Les puede tocar descubrirlos al padecer los estragos, al caer en manos de "esteticistas" que irresponsablemente llegan a "modelarles" el cuerpo con venenos; o en manos de intrusistas, quienes en su afán de ganancia y lucro sacrifican a su paciente —cliente, víctima— y criminalmente ocultan su negligencia.

Desconocen si su insatisfacción, desagrado o malestar con su imagen, que los impulsó a correr en búsqueda de un relleno o bisturí, es simple descontento o pudiera provenir de una condición de índole mental que requiere otro tipo de tratamiento.

Los riesgos para la salud que aquí se exponen se presentan desde la óptica de la investigación periodística, con la finalidad de que se tomen decisiones informadas y se extremen precauciones antes de buscar hacerse "a la medida". Antes de tomar una jeringa e inyectarse cualquier sustancia, o de someterse a procedimientos que, quizá como un espejismo, prometen "una mejor versión de sí mismo".

1

Dónde comienza todo: belleza y fealdad

Estirarse, recortarse, liposuccionarse, rellenarse, despigmentarse, "modelarse", volverse a estirar, recortar, liposuccionar, rellenar... Rehacerse tantas veces hasta que ya no se reconozca ni uno mismo o hasta que los quirúrgicos no encuentren ya tejido del cual echar mano. ¿A qué está dispuesta una persona en su anhelo por "hacerse" el rostro y cuerpo según los cánones de "belleza" del siglo XXI?

Los estereotipos de belleza han sido, durante siglos, materia de interacción social en la humanidad: desde las culturas más antiguas que definieron o impusieron lo aceptable como "estético", "bello" o "ideal", a lo que "se debía aspirar".

El cuerpo es una metáfora de lo social, y lo social es una metáfora del cuerpo, escribió el sociólogo y antropólogo francés David Le Breton: el hombre no es producto de su cuerpo, sino que él mismo produce las cualidades del cuerpo en su interacción con los demás y su inmersión en el campo de lo simbólico; es decir, "la corporalidad se construye socialmente".

Así, los vestigios de civilizaciones tan antiguas como la egipcia dan cuenta de modificaciones corporales y procedimientos enfocados a lo concebido como "estético". Existen registros, en los vastos anales de la historia de la cirugía plástica, estética y reconstructiva, de escenas plasmadas en papiros egipcios, donde se detallan procedimientos en la nariz, suturas de heridas en el rostro, la aplicación de fórmulas para alisar y aclarar la piel, entre otros.

La reproducción de lo simbólicamente "bello" —socialmente aceptado como tal— se ha basado en modelos propuestos por la mitología antigua, según las concepciones de cada época, o por la literatura, donde la maldad suele representarse como lo "feo" y las virtudes se materializan en rasgos considerados "bellos", especialmente aquellos que atañen al fenotipo o el color de piel de los protagonistas.

Esta obsesión por la "eterna juventud" y por retrasar los signos del paso del tiempo —al costo que sea— se observa en obras como *El retrato de Dorian Gray*, de Oscar Wilde. Aunque ficción, exhibe los prejuicios aún presentes en la sociedad, donde la juventud se asocia con belleza y se rechaza lo visible del envejecimiento, configurando así parte de la historia humana.

Estos estereotipos han marcado las interacciones sociales y han generado —y seguirán generando— tratados, ensayos, literatura, manifestaciones artísticas y producción analítica de gran magnitud y profundidad.

Como parte de esa historia, los estereotipos de lo social y culturalmente aceptado como "bello" o "superior" han servido también como pretexto para vergonzosos episodios de guerras, crímenes, discriminación, racismo, desigualdad y otros lastres que la humanidad sigue padeciendo en muchos ámbitos, invocando genotipo, fenotipo, fisonomía, color de piel e incluso tonalidad.

A decir de la doctora en Ciencias Políticas y Sociales Araceli Pérez, estudiosa de los procesos de construcción identitaria y de la valoración social del cuerpo, el significado de un cuerpo "bello" o "deseable" es resultado de procesos comunicativos que incluyen las relaciones con el núcleo familiar, los grupos de amigos, conocidos y desconocidos, así como con los mensajes y discursos promovidos en los medios de comunicación masiva. Más recientemente, estos procesos se han nutrido de las interacciones, opiniones y comentarios de usuarios en redes sociales, con énfasis en los contenidos emitidos o promocionados por *influencers*.

Con respecto a la perfilación del cuerpo, agrega:

> La representación social del cuerpo deseable y del rostro bello varía de acuerdo con la moda del momento. A lo largo de la historia, en las imágenes retratadas por pintores de distintas épocas, en dibujos y en la fotografía publicitaria y de la industria del entretenimiento, han desfilado cuerpos con formas redondas, curvilíneas, atléticas, andróginas o

extremadamente delgadas debido a la anorexia o la bulimia. Luego se vuelve a lo curvilíneo, a lo atlético, y así sucesivamente. La industria de la moda tiene mucha influencia en el imaginario social de lo que *debe* ser el cuerpo, a través de sus pasarelas y la publicidad de sus productos con imágenes de cuerpos jóvenes, esencialmente de mujeres y hombres con rasgos caucásicos. Aunque se presenten modelos de piel negra, se ponderan fisonomías y formas corporales similares a las de la población caucásica.

A lo largo de las distintas épocas, se ha asumido como auténtica y original una representación de la belleza que, en realidad, ha sido ficticia, como señaló Umberto Eco en su *Historia de la belleza*. Al referirse a los cánones del siglo XX, que denominó "la belleza de los *media*" o "impuesta por los medios", Eco imaginaba a un historiador del arte del futuro o a un explorador del espacio cuestionándose cuál era la idea de belleza dominante en el siglo XX. Definía este siglo como un escenario "de lucha dramática entre la belleza de la provocación y la belleza del consumo".

Eco explicaba que, en ese periodo, los medios de comunicación de masas no presentaban un modelo unificado de belleza, sino que imponían un sincretismo:

> La exuberancia de Mae West y la gracia anoréxica de las últimas modelos, la belleza negra de Naomi Campbell y la

nórdica de Claudia Schiffer... la mujer fatal de tantas transmisiones televisivas o publicitarias y la muchacha con cara recién lavada al estilo de Julia Roberts o Cameron Díaz, Rambo y Platinette, o un George Clooney de cabellos cortos, y los *neocyber* con el rostro metalizado y el cabello transformado en una selva de cúspides coloreadas.

El futuro inmediato, el del siglo XXI, que Eco ya no documentó, corresponde a los cánones de belleza impuestos por los multimedia en tiempos del auge de las redes sociales, que llevan ese sincretismo al extremo: una belleza de hiperconsumo, con excesos de cirugías estéticas y sobrerrellenos promovidos en redes sociales, combinando la piel blanqueada como la asiática, una delgadez extrema con pómulos pronunciados y vientres planos como las modelos nórdicas, senos y glúteos protuberantes como los de las latinas, labios voluminosos como los africanos y cabellos largos o postizos para parecerse a las tendencias marcadas por figuras públicas o *influencers*.

Los "ideales" de belleza en las redes sociales se han sincretizado en una sola persona, en un modelo cada vez más alejado de la realidad o de lo natural, globalizado, "influencerizado", impuesto por el "influencerismo".

Estos estereotipos, alentados por los multimedia y las redes sociales, han influido en el auge de los procedimientos estéticos con o sin bisturí promovidos por *influencers*, quienes, a menudo de forma irresponsable, utilizan esas plataformas como herramientas de marketing para incitar a las personas a "modificarse". Como explica David Le Breton en su libro *La sociología del cuerpo*, "el marketing destila con habilidad una difusa vergüenza de ser uno mismo".

En el contexto de la mercantilización del cuerpo, el *boom* de las redes sociales ha alcanzado un nivel de penetración aún mayor tras la pandemia de 2020, que confinó a buena parte de la población mundial y la obligó a proyectar su imagen a través de cámaras para el trabajo o el estudio en línea. Ese tiempo en casa incrementó su exposición frente al espejo, mientras que las redes sociales bombardeaban con mensajes que generaban ideas y obsesiones sobre una imagen tocada y retocada con filtros.

La adicción a los filtros

El uso excesivo de cámaras durante la pandemia generó el llamado efecto Zoom (véase el capítulo 5) en un contexto donde los cánones de belleza del siglo XXI los dictan los multimedia y en el que las aplicaciones ofrecen la ilusión de modificar la imagen por medio de filtros, al menos virtualmente. Esta práctica se torna adictiva, y, fuera del lente, la adicción se mantiene, despertando inquietudes que en ocasiones se transforman en obsesión por materializar dichas modificaciones.

El doctor en Psicología Mariano Eduardo Robles Lorenzo y la psicoterapeuta María Buenaventura Perera, en su artículo "El espejo miente. Comprender y tratar el trastorno dismórfico corporal" (publicado por la *Revista Científica de la Sociedad Española de Medicina Estética* en 2021), señalaron: "Recientemente, y quizás a favor de la pandemia, han surgido fenómenos como el efecto Zoom y la dismorfia del Snapchat, a partir de los cuales varios pacientes acuden a consultas de medicina estética para mejorar su apariencia distorsionada en videollamadas o para parecerse a sus fotos con filtro".

La pandemia marcó, pues, un antes y un después en la demanda de procedimientos estéticos, con y sin bisturí, impulsada por el efecto Zoom y los filtros, que incrementaron exponencialmente la búsqueda de intervenciones con la ilusión de replicar la imagen virtual.

Cirujanos plásticos de Europa, Estados Unidos, Asia y América Latina han reportado un aumento de pacientes que solicitan "verse como en la foto con filtro" o parecerse a figuras públicas idealizadas. Esta tendencia está vinculada al trastorno dismórfico corporal (TDC), un trastorno mental caracterizado por la preocupación excesiva por los defectos percibidos en la apariencia física, que suelen ser mínimos o inexistentes para los demás. Este malestar interfiere con la vida diaria de quien lo padece y se manifiesta en conductas compulsivas como mirarse constantemente al espejo, compararse con otros o someterse a múltiples procedimientos estéticos. Los psicoterapeutas advierten que el TDC es una enfermedad psiquiátrica infradiagnosticada que los cirujanos, médicos estéticos y dermatólogos encontrarán con mayor frecuencia en los próximos años.

Entrevistado para este libro, el doctor Robles explica que esto tiene que ver no solamente con el efecto Zoom, sino con que la sociedad en general le da cada vez mayor importancia al aspecto físico. Toda una generación de adolescentes funciona con Instagram y TikTok, con una exposición constante del cuerpo y la imagen. Esto distorsiona la percepción porque todo gira alrededor de cómo se ven en las fotos o los videos. El problema es el mal entendimiento de las redes sociales.

Las redes sociales promueven estereotipos sobrecargados de filtros que influyen en la percepción de la imagen; esto crea cánones de belleza cada vez más irreales. Los estándares de belleza se alejan de lo natural, alimentando el *boom* de las intervenciones estéticas a edades cada vez más tempranas.

Los cánones de belleza emanan de la mercantilización de la virtualidad y del deseo de materializarla a través de transformaciones corporales, muchas veces impulsadas por *influencers* convertidos en referentes de lo "atractivo" y lo "imitable", potenciados por las redes como generadoras de oferta y demanda.

Y parecería que esta "perfección" depende de las cantidades de dinero que se pueden invertir en cada "arreglo" para alcanzar la transformación deseada. Sin embargo, en los casos de TDC, nunca será suficiente. Como coinciden diversos estudios clínicos y especialistas, no importa cuántas cirugías, inyecciones o modificaciones se lleven a cabo: la satisfacción no se alcanza porque se requiere el tratamiento de la salud mental.

La doctora colombiana Iris Luna, especialista en la relación entre el TDC y la depresión, escribió: "La construcción corporal o la 'corrección' quirúrgica de los déficits físicos percibidos no suele ser un tratamiento eficaz para estos pacientes".

Luna alude a Hang Mioku, cantante y modelo coreana, conocida por las excesivas cirugías que se realizó durante dos décadas hasta que su rostro quedó completamente deformado tras inyectarse aceite de cocina al no encontrar cirujanos que quisieran seguir operándola. Casos como el de Hang Mioku son cada vez más frecuentes: personas con TDC que coleccionan cirugías en su país de origen y, luego, dependiendo de sus recursos, viajan a otros lugares en busca de nuevos procedimientos.

En Cali, Colombia —uno de los países con más turismo estético a nivel mundial—, el médico Julio César Villamizar, especialista en cirugía facial desde hace 30 años, explica cómo detecta indicios de TDC en pacientes a quienes decide rechazar para proteger su salud y su integridad: "A nuestros consultorios llegan muchas personas con expectativas poco claras sobre lo que puede cambiarse en su rostro. Algunos llegan con ideas erróneas de transformación y uno tiene que detectarlo y decirles 'no te puedo ayudar', 'no te conviene' o 'tienes un concepto errado de lo que se debe modificar'. Esto es parte del profesionalismo y la ética médica".

Villamizar comenta que, en casos donde detecta dismorfismo, pide que el paciente acuda con un familiar para orientarlo hacia atención psicológica, advirtiendo que, de no hacerlo, puede caer en manos de médicos dispuestos a operar sin criterio.

Desde España, el doctor Robles, quien desde hace 18 años trata clínicamente a pacientes con TDC, comenta el caso de una mujer que, a sus 30 años de edad, ya sumaba varias intervenciones:

> Se había aumentado el pecho, se había operado la nariz, y con eso estaba contenta. Pero al haberse tocado la nariz, comenzó a percibir que su labio superior era más delgado que el inferior. Ella quería tener labios más anchos y se había estado infiltrando, pero le pasaba lo mismo. ¿Qué hacía entonces? Se los pintaba, llegando a maquillarse por debajo de la nariz para que el labio pareciera más grande. Exteriormente, se le veía como un bigote rosa, pero ella estaba convencida de que le quedaba bien. Se observaba en todos los reflejos: en los espejos, en las ventanas, incluso en la cuchara mientras comía, y no lo soportaba. Para evitar verse, y aunque tenía miopía, dejó de usar gafas, y tampoco quería

> utilizar lentes de contacto, lo que le dificultaba caminar por la calle o leer en la computadora. Conseguía trabajos porque tenía muy buena formación, pero al cabo de dos o tres semanas se daban cuenta de que no veía bien y terminaban despidiéndola. Su vida era un ciclo constante de estas situaciones.
>
> Le ocurría lo mismo con el nacimiento del cabello: estaba convencida de que le crecía más pelo de lo normal en la frente, así que se lo rasuraba, pero a los dos o tres días volvía a crecerle. Entonces, con un rotulador negro —su cabello era muy negro, casi azabache—, se dibujaba una raya en la frente para crear una especie de contorno y disimularlo. Así, salía a la calle con media cara cubierta de rosa por el pintalabios para que sus labios parecieran más grandes, con la raya negra en la frente, y continuaba inyectándose los labios.

Robles explica también el caso de otra paciente que llegó a consulta psicológica después de someterse a siete cirugías estéticas y practicarse múltiples procedimientos de camuflaje por cuenta propia:

> Era una mujer objetivamente atractiva, pero se obsesionó con un lunar en la barriga. No pasó nada, se lo extirparon y el asunto se resolvió. Sin embargo, al cabo de dos o tres meses comenzó a obsesionarse con que sus piernas no tenían el tamaño adecuado y se sometió a una liposucción.

Un año después, siguió con la idea de que sus párpados no eran como ella quería, luego fueron los dientes, después las orejas... Siempre surgía un motivo nuevo para explicar su inconformidad. De alguna manera, la mente se aferra a ese supuesto "defecto" estético para justificar la raíz de todos los problemas que tiene, mientras alimenta la ilusión de que, al modificar ese "defecto", todo se solucionará como por arte de magia.

El riesgo del "hágalo usted mismo" (DIY)

En México, un joven que deseaba convertirse en policía comenzó a perder interés en sus planes debido a su estado de ánimo: cada vez que se miraba al espejo, su desagrado, tristeza y malestar crecían al observar sus mejillas. Lo que veía reflejado se convirtió en el centro de toda su atención. Un día consiguió un bisturí y se realizó la primera y luego la segunda "cirugía" por mano propia para parecerse al Guasón, expresión facial que consideraba adecuada para él. Terminó en el área de urgencias. Fue diagnosticado con TDC y comenzó tratamiento psiquiátrico. Pero un día, en un momento de crisis, se suicidó.

Su psiquiatra me explica que es frecuente que personas con TDC, en algún momento, intenten realizarse procedimientos por su cuenta con la idea de "corregir" lo que perciben como defectos o alcanzar su "ideal". Es uno de los estadios de mayor riesgo, y, para psicólogos y psiquiatras, los pacientes con historial de DIY (*do it yourself*) representan algunos de los casos más delicados.

La psiquiatra Cristina Lóyzaga, quien en México es una de las mayores especialistas en TDC, relata el caso de una mujer de 55 años que, primero con terceros y luego a sí misma, se realizó incontables procedimientos para modificar sus cejas, centro de su obsesión y causa de su malestar clínicamente significativo. Desde los 30 años comenzó a tatuárselas, y repitió el tatuaje múltiples veces sin satisfacción. Luego, para levantar la ceja, empezó a cortarse la piel con tijeras y a suturarse ella misma. Tras más de dos décadas interviniéndose, llegó a atención psiquiátrica con el rostro deformado por los cortes.

Con la proliferación de contenidos en redes sociales, los tutoriales y recomendaciones DIY se han convertido en una modalidad irresponsablemente promovida por *influencers.* Ya sean modificaciones de nariz, procedimientos dermatológicos o inyecciones de sustancias modelantes, el "hágalo usted mismo" en procedimientos estéticos es de los más difundidos en redes sociales. Un médico relató que ha atendido pacientes en urgencias que llegan después de lastimarse al imitar la tendencia surgida en 2023 de darse golpes en el rostro (*bone smashing*) con el supuesto fin de lograr una "modificación facial".

Las personas más vulnerables o con TDC pueden ponerse en riesgo al seguir estas "sugerencias". Psiquiatras y psicólogos que tratan TDC reciben todo el tiempo a pacientes referidos que intentan un sinfín de prácticas vistas en redes sociales, buscando modificar lo que perciben como defectos que les generan un malestar clínicamente significativo.

La sobreexposición a los multimedia y redes sociales

La doctora Ericka Gabriela Orozco Saul, quien ha investigado clínicamente la influencia de los medios en el TDC, confirma ese impacto en su tesis de especialidad en Psiquiatría en el Instituto Nacional de Psiquiatría: *Impacto de los medios de comunicación en pacientes con trastorno dismórfico corporal.* Durante nuestra entrevista explica:

—En México prácticamente no había investigación previa sobre cómo la exposición a medios impacta en este trastorno en la población mexicana. Mi estudio incluyó pacientes que participaron voluntariamente, aplicando cuestionarios sobre actitudes socioculturales, gravedad de síntomas y tiempo de exposición a medios. Encontré que, en quienes tenían síntomas moderados a severos de TDC, existía una correlación con mayor tiempo de exposición a la televisión y dispositivos móviles. Esto permite afirmar que la exposición a medios de comunicación empeora la sintomatología.

—¿El TDC se agrava por lo que las personas ven en los medios?

—Cualquier trastorno mental surge de múltiples factores: genéticos, ambientales y relacionales. El TDC tiene un componente genético fuerte, pero el ambiente y situaciones de estrés o exposición a ideales de belleza pueden detonar síntomas en quienes ya tienen esta vulnerabilidad. En resumen: la exposición a medios de comunicación empeora la sintomatología en quienes ya tienen TDC.

Durante terapias cognitivas se realizan ejercicios de revisión de imágenes de revistas o redes sociales; los pacientes frecuentemente lloran o se enojan al compararse con esas imágenes. Le pregunto a la doctora Orozco sobre el impacto específico de las redes sociales y responde:

—Estudios muestran que en personas con vulnerabilidad emocional, depresión o ansiedad la exposición a redes sociales empeora el estado emocional. Esto probablemente ocurre también en quienes tienen preocupaciones relacionadas con el cuerpo, ya que las redes promueven idealizaciones que generan retroalimentación negativa en momentos de estrés.

—En personas con patologías no diagnosticadas que comienzan a someterse a procedimientos estéticos, ¿cuáles son los riesgos?

—Los riesgos son varios. En internet existe una gran cantidad de información: alguna con fundamentos, otra sin ellos, y la persona es libre de elegir. Incluso hay tutoriales sobre "cómo resolver las cosas", pero no todos quienes los elaboran tienen las credenciales ni los conocimientos necesarios para enseñar lo que enseñan. Cuando se trata de la salud y del cuerpo, es muy común encontrar abundante información sobre cómo embellecer, modificar o atenuar las supuestas imperfecciones.

"Las personas que ya tienen esta vulnerabilidad biológica o condición mental, como es entendible, buscan 'resolver' su situación. Y esto sí las lleva a correr el riesgo de, por ejemplo, en el caso del TDC, someterse de manera repetitiva a procedimientos o modificaciones, lo que genera muchos problemas de cicatrización, afectaciones en la parte del cuerpo implicada o incluso la pérdida de funcionalidad de esa parte del cuerpo.

"Por ejemplo, quien percibe su nariz como defectuosa puede usar correctores nasales de forma indefinida o, si tiene recursos, someterse a cirugías. Sin embargo, al no tratar la percepción alterada, seguirá buscando más intervenciones, dañando el tejido e incluso comprometiendo la respiración o generando infecciones generalizadas."

La psiquiatra menciona casos de personas que terminan con secuelas permanentes, que pierden la funcionalidad de ciertas partes de su cuerpo o que ven afectada su vida social y económica debido al TDC y los procedimientos estéticos repetidos.

—¿Cómo se relaciona la depresión con los trastornos de imagen corporal?

—A veces decimos que una persona está ansiosa o deprimida nada más porque sí; sin embargo, la labor de médicos, psicólogos y psiquiatras es identificar de dónde proviene la fuente de ese malestar emocional o de esa depresión. Es muy común que personas con TLP [trastorno límite de la personalidad], anorexia o TDC desarrollen posteriormente depresión, y entonces lo que la gente observa es la depresión, pero en realidad, de trasfondo, existe otra condición mental que cronifica ese estado depresivo. ¿Puede haber casos en los que exista riesgo de suicidio? Por supuesto que sí: un suicidio asociado a la depresión, y la depresión asociada a cualquiera de estas condiciones mentales, es algo frecuente.

El *bullying* como detonante

Como explican los especialistas, la burla y el acoso, que suelen provenir del entorno más cercano —a veces de la familia, otras de las interacciones sociales—, pueden ser detonantes del TDC.

Cirujanos plásticos a quienes se consultó sobre las edades más tempranas de los pacientes en que han realizado cirugías estéticas comentaron que, por lo general, estas intervenciones ocurren en la adolescencia y que, en muchos casos, los y las pacientes manifestaron haber sufrido burlas por su aspecto, generalmente en la escuela, lo que también habría motivado su búsqueda de procedimientos estéticos.

En hombres y mujeres jóvenes diagnosticados con TDC, el *bullying* ha sido igualmente un detonante.

La psiquiatra Lóyzaga relata el caso de un joven diseñador gráfico al que, en el gimnasio, un colega le hizo un comentario: "No es que tengas los brazos muy fuertes, sino que los tienes cortos, por eso se te ven así". Esa fue la gota que derramó el vaso. A partir de ese momento, comenzó a pensar que sus brazos eran demasiado cortos, se realizó estudios antropométricos, consultó a muchos cirujanos y finalmente descubrió que existía el trastorno dismórfico, y así llegó a la clínica. A pesar de conocer su diagnóstico, el paciente no podía combatir el trastorno por sí solo, y decía cosas como "Ya no puedo diseñar porque no sé en qué momento voy a alcanzar el *mouse*, ya no tengo noción de la longitud de mi brazo y de mi mano".

Para otro joven, modelo de pasarela, el trastorno se detonó el día en que su novia le comentó: "Qué bonita nariz tienes, la tienes recta, pero aquí se ve como una resbaladilla". Aunque el comentario, en apariencia, había sido positivo, la idea de la "nariz como resbaladilla" se convirtió en el foco de su malestar.

A veces, explica Lóyzaga, "son estas pequeñas cosas, pero lo que sucede con más frecuencia es que las críticas a la imagen personal se van acumulando con el tiempo, y estas suelen darse con mayor frecuencia dentro de la propia casa".

Desde España, el doctor Robles también se refiere a casos en los que el detonante parece provenir del entorno más cercano. Relata el caso de una joven de origen asiático, adoptada por padres españoles, que estaba "absolutamente obsesionada con su nariz". La joven, que tenía un coeficiente intelectual que la situaba en la categoría de superdotada, y que estudiaba matemáticas en la universidad, escuchó un día a su novio hacer un comentario sobre su "nariz asiática". A partir de ese momento, se obsesionó con la idea de que la forma de su nariz era la causa de todos sus problemas, y su vida dio un giro drástico:

> Dejó la universidad, se fue de la casa de sus padres y comenzó a vivir de casa en casa de amigos, hasta que terminó en una casa *okupa*, porque no tenía dinero, ya que todo lo que conseguía lo ahorraba para la operación de nariz que, según ella, le salvaría la vida. Cambió completamente; rompió con su vida anterior porque supuestamente su novio la había rechazado por tener una nariz "oriental".

No son pocos los casos en el mundo del espectáculo, las pasarelas, la moda, el cine y los medios de comunicación donde se hace evidente lo que parece una adicción a las cirugías estéticas, al punto de volver irreconocibles a quienes se someten a ellas. Ahí está el caso del cantante

Michael Jackson. También, la italiana Donatella Versace, heredera del imperio de moda Versace, cuya adicción a las cirugías transformó su rostro en una sombra de lo que alguna vez fue.

Hombres y mujeres de distintas profesiones: cantantes, actores, modelos, figuras del espectáculo, de la moda, del entretenimiento, de la política o del deporte, pero también aquellos sin una exposición pública han sido impactados por malos procedimientos estéticos o por el exceso de estos.

Asimismo, existen muchos casos silenciosos de quienes, de manera discreta, buscan atención clínica para revertir o "corregir" esos malos procedimientos que, en su momento, pensaron que les permitirían alcanzar su ideal de belleza. Otros no lo hacen por temor, miedo o vergüenza a ser señalados o estigmatizados por haberse sometido a rellenos, estiramientos, cirugías u otras modificaciones, en su afán de eliminar un "defecto" que quizás solo existía en su mente y que probablemente nunca fue diagnosticado como lo que realmente era: un síntoma del TDC.

Los especialistas entrevistados coinciden en que deberían establecerse protocolos que incluyan evaluaciones de salud mental en todos los pacientes que deseen someterse a procedimientos quirúrgicos o no quirúrgicos de índole estética.

La doctora Orozco especifica:

Tendría que haber protocolos para que cualquier paciente que vaya a someterse a una técnica estética, reconstructiva, dermatológica o a una intervención gástrica (por ejemplo, la colocación de balones gástricos, el famoso *bypass* o lo que se conoce como cirugía bariátrica) pase por una evaluación psicológica. De hecho, el psiquiatra y el psicólogo tendrían que determinar si la persona es un candidato apto, si comprende las consecuencias, si está capacitada para cuidarse, para reconocer los riesgos, para asumir las consecuencias del resultado y para adherirse al tratamiento, es decir, seguir las indicaciones del médico tratante o del equipo de especialistas.

Pongo un ejemplo: en los pacientes que se someten a intervenciones bariátricas, si no hay una evaluación psiquiátrica previa y existe un trastorno por atracones, que forma parte de los trastornos de la conducta alimentaria, la persona, tras la operación, continuará con los atracones, sufrirá rebote de peso y enfrentará complicaciones médicas que nadie detectó previamente. Este es un ejemplo del riesgo que implica someterse a una intervención sin la supervisión adecuada.

O, por ejemplo, si una persona que va a someterse a una intervención está deprimida, y no se trata previamente esa depresión, existe un alto riesgo de complicaciones posquirúrgicas o posintervención, ya que la persona no contará con la claridad cognitiva, la voluntad ni la disposición necesarias para seguir las indicaciones. Además, un estado depresivo, a nivel biológico, implica numerosos marcadores proinflamatorios.

Es decir, la depresión no es simplemente "estar triste". A nivel celular se producen múltiples cambios moleculares. Si no se trata, el cuerpo, que funciona como un sistema unitario, se ve afectado. Lo que ocurre en la mente repercute en el cuerpo. Por eso cualquier persona que vaya a someterse a estos tratamientos debe estar en óptimas condiciones, lo que incluye tanto el estado emocional como el estado mental.

Un problema es que muchas personas transitan por estas condiciones en silencio, por vergüenza o culpa, retrasando la atención y aumentando el riesgo de complicaciones. La doctora Orozco enfatiza que los trastornos mentales tienen bases biológicas y sociales:

> Es un error considerarlos una debilidad moral. Así como un riñón o un pulmón pueden enfermar, el cerebro también. No hay nada de que avergonzarse, y existen herramientas y profesionales preparados para ayudar. La visión moderna de la psiquiatría reconoce que estos problemas son comunes y no tienen nada de malo. La invitación es a perder el miedo y acercarse a los profesionales con credenciales para recibir la atención adecuada.

2

El cuerpo frente al espejo

Cuando uno ve a Sofía ve a una joven que, a sus 22 años, tiene la piel lozana, tersa, cabello abundante y muchos otros atributos de una persona bella según los cánones hegemónicos. Ella no se ve así. Le cuesta trabajo describirse a sí misma. Lo hace en términos despectivos. Reprocha la dificultad de la pregunta y, con sinceridad, tímidamente dice: "A veces me veo como una persona muy deforme. Hay días que siento que estoy deforme, que estoy fea, horrible, y me da mucha angustia. A veces no quiero salir de mi casa para que la gente no vea lo deforme que estoy".

Cuatro años atrás, a sus 18, Sofía fue diagnosticada con trastorno obsesivo-compulsivo (TOC). Desde que lo recuerda, explica, siempre ha tenido manías con la limpieza, "con los gérmenes". Pero hace casi un año se tornó en obsesión sobre su cara, sobre su cuerpo, en una sintomatología que se fue agravando. Clínicamente le diagnosticarían trastorno dismórfico corporal (TDC).

> Me veía en el espejo y decía "estoy gorda", "me veo deforme", "estoy flaca de aquí, pero gorda de acá", "¡horrible, como un ogro!". También de mi cara tengo estas ideas obsesivas que me están molestando todo el tiempo, o sea, no me podía enfocar en otra cosa y dejaba lo que estaba haciendo, dejaba todo para ir al baño a mirarme al espejo o donde pudiera reflejarme para ver que todo estuviera bien.

Sofía es una joven con TDC cuyo padecimiento se agravó por su sobreexposición a las redes sociales. Detonó, recuerda, precisamente una noche en que usaba TikTok:

> Hay un filtro que te invierte, entonces agarré el filtro y me trastorné, me vi superchueca, y estuve como dos horas viéndome en el espejo, diciéndome cosas horribles, e intentando "arreglarme", y estuve viéndome horas mientras lloraba. Me quedé viéndome al espejo, juzgándome y diciéndome cosas horribles, sin poder dejar de llorar. ¡Me traumé, me traumé!
>
> A la mañana siguiente le lloré a mi mamá, le dije: "¡Es que estoy horrible, soy una abominación, no quiero que nadie me vea! Estoy chueca". Mi mamá trataba de entenderme, pero le costaba entender; decía: "Yo te veo bien, te veo normal". Le respondía: "¡Es que no me entiendes! Me veo chueca. ¡Me veo horrible!".
>
> Y es que es muy difícil que los demás te entiendan. Todos estos pensamientos no son algo que yo quiero, son

> intrusivos, me llegan y me cuesta mucho pararlos. No es fácil, no es decir "¡ay ya!, ¡ya no voy a pensar así!", porque son obsesivos, son intrusivos, y estos pensamientos me hacen sentir horrible, me bajan mucho la autoestima.
>
> Mi mamá me decía: "Tú piensa en otra cosa", "Tú dite que estás muy guapa". Pero yo hago todo, lo intento, pero me llegan estos pensamientos que no puedo parar y no sé qué hacer.

El TDC comenzó a alterar su cotidianidad, su tiempo en casa y las horas en su trabajo en un despacho como abogada:

> Ya no quería salir de mi casa y ya no quería salir con mis amigos y ya no quería ir a fiestas porque me daba mucha ansiedad que me vieran, que me vieran fea, que me vieran chueca, ¡que me vieran! Es que no sé cómo es el sentimiento. Y luego empezó en mi trabajo también, me comenzó a afectar porque [en el despacho] en vez de hacer mi trabajo me iba al baño a verme al espejo o agarraba mi teléfono y en la cámara me estaba viendo, y así.

Sofía comenzó a destinar más tiempo a camuflar lo que percibía como sus "defectos", para intentar "arreglarlos": "Empecé a tardar más tiempo en arreglarme, disimular todas mis imperfecciones y que ya no me viera tan chueca y que se me viera la nariz más bonita, los pómulos más delgados. Me intento arreglar lo más que puedo para ya no verme tan chueca".

Su uso de redes sociales se ha tornado obsesivo: busca, observa y se compara con esos ideales de belleza que ella tanto ansía:

> La verdad es que yo me la paso buscando… comparándome todo el tiempo. Es algo que me la paso buscando, a las personas que se me hacen más guapas, como yo quisiera ser: flaca, alta, con la nariz finita, puntiaguda, los ojos grandes, los labios grandes, los pómulos también definidos. Con la mandíbula marcada y flaca… Creo que como Kendall Jenner, ¡se me hace muy guapa!

El tono de Sofía denota angustia, desesperación. Para este momento habla deprisa, se acelera. ¿Si pudiera hacerse a la medida?, se le pregunta y, ante el afán por enunciar todo lo que en ella cambiaría, sus ideas salen desbordadas: "¡Me quitaría cachetes! Me pondría… ¡Me levantaría los glúteos! Me operaría el abdomen y los brazos. ¡Me haría una lipo! ¡También en los brazos y en la papada! ¡Me inyectaría los labios! Me pondría el *microblading* en la ceja, el *lash lifting* en las pestañas… ¡Me operaría toda!".

Cada día invierte horas y horas viendo tutoriales en internet, principalmente de cuentas con contenidos para "corregirse":

De maquillaje, justo de cómo maquillarte para que te veas con los pómulos más definidos y con la nariz más fina y con los ojos más levantados, como todos esos *tips* que dan, igual para hacer que tu frente se vea más chiquita, y como más jalada para arriba, todo eso. En TikTok, en YouTube, busco tutoriales para hacer *contouring* o tutoriales para ponerte *blush* para que se te vea más levantada la cara. Y así me paso buscando todo para no verme tan chueca ni deforme...

Yo ya llevaba cuatro años medicándome para el trastorno obsesivo-compulsivo y la depresión, y ya estaba mucho mejor. Hablé con mi psiquiatra y me dijo que podía dejar de tomar las pastillas, que estaba muy controlado mi trastorno. Luego, como a los dos meses me volvió, luego me empecé a sentir supermal y empecé a tener estas ideas compulsivas sobre mi cuerpo.

¿El uso excesivo de redes sociales pudo influir en su sintomatología? Sofía considera que sí. La médica psiquiatra que la trata también lo confirmará.

"Creo que sí, creo que justo por la comparación, como el estarte comparando con otras personas, yo creo que sí. Y más porque en las redes sociales la mayoría son *influencers*, modelos, guapísimas, entonces creo que sí, creo que ha influido mucho que haya llegado a esto, a tener dismorfia corporal".

Sofía procura no poner fotografías suyas en redes, ya que le generan mucho estrés: "Justo cuando subo fotos me pongo muy nerviosa, como el 'qué va a decir la gente', y me quedo viendo la foto mil años y 'se me ve esto', 'y el ojo', y me empiezo a encontrar más y más defectos, y me veo deforme y digo 'mejor la borro, no quiero que me vean, ¡van a decir que estoy horrible!'".

Como consecuencia de su TDC inició su colección de cirugías estéticas. Su primera intervención fue de nariz, y, luego, insatisfecha, pensó en todo lo demás que "necesitaba":

> De hecho, me operé la nariz. Después de operarme empecé a pensar "me hubiera hecho la bichectomía", "me hubiera hecho la lipopapada", "me hubiera puesto más mentón, porque ahora me veo muy puntiaguda'… Me hubiera hecho la lipo en todo el cuerpo, en la papada, en los brazos, en el abdomen, en las piernas, ¡en todo! Luego me quiero hacer unas cejas, mil cosas, y sí pienso mucho en eso. Antes hasta buscaba doctores, me metía a ver en redes sociales a doctores, empezaba a buscar videos de lipopapadas o de gente que se había hecho la lipopapada, y así estuve muy metida en eso.
>
> Si me dijeran "te la pago ahorita", creo que me haría la lipo, la lipopada, los brazos, abdomen. Después de que me operé la nariz empecé a pensar en operarme toda… Sí he escuchado que gente con dismorfia se hace miles de operaciones hasta que ya no se reconoce ni a sí misma.

Su entorno social son jóvenes que, como ella, comienzan también a coleccionar cirugías estéticas. Varias de ellas ya también han sido diagnosticadas con dismorfia corporal y anorexia. Comparten los mismos hábitos de uso excesivo de redes sociales, principalmente de contenidos de "belleza" promovidos por *influencers.*

Sofía, quien con el acompañamiento de su familia empezó el tratamiento psiquiátrico para su TDC, reflexiona sobre la urgencia de la atención clínica para un trastorno como el suyo:

> Diría que lo más importante es primero reconocer que tienes un problema de salud mental y tener mucho apoyo por parte de tu familia y de la gente que te rodea. Pedir ayuda es importante, decir "necesito ayuda", "esto no está bien", "ya estos pensamientos me están consumiendo, ya me están quitando mucho tiempo, y estoy dejando de hacer cosas por estos pensamientos", y externarlos, decirle a tu familia. Que la gente sepa qué es esto y poder decir "esto no está bien" y pedir ayuda.

Lo que ella padece no es simple inconformidad o desagrado con su aspecto físico. Se trata de una patología que le genera dolor por lo que percibe de su propia imagen, que la hace sufrir, la desespera y le hace sentir la impulsiva necesidad de realizarse modificaciones físicas sin considerar los riesgos. Porque lo que ella ve de sí misma es una imagen deformada, aunque los demás la perciban de otra manera.

La percepción que las personas con TDC tienen de su imagen corporal es una distorsionada, lo mismo que les ocurre a quienes padecen trastornos como la anorexia. Los médicos psiquiatras especialistas en el tratamiento de estos trastornos afirman que para quienes los padecen es como si se miraran dentro de una casa de los espejos: una imagen desfigurada de sí mismos que se instala en su mente de manera intrusiva.

El concepto de *imagen corporal*, explica la médica psiquiatra Cristina Lóyzaga,

> corresponde a la forma en que cada uno de nosotros percibimos e interpretamos nuestro rostro y cuerpo, tanto en los detalles como de manera integral.
>
> Tiene cuatro áreas muy importantes: una es la parte perceptual, es decir, lo que es puramente neurobiológico y que tiene que ver con nuestros sentidos; después está la parte conceptual o de pensamiento, es decir, cómo se está interpretando ese rostro; la tercera parte es la afectiva o emocional, que se refiere a las emociones asociadas a los dos elementos previos; y la cuarta es la conductual. Lo describo así, pero hay una interacción de todos los elementos.

En el caso de una persona con TDC, cita como ejemplo,

si dice "mi nariz es muy larga", aunque los demás no lo veamos, esa sería la parte perceptual. Y después viene el pensamiento "mi nariz es fea por ser tan larga", "mi nariz es desagradable", "no me gusta". La parte emocional es "me siento frustrado, me siento triste, me siento enojado por esto". Y conductualmente eso se va a reflejar como una falta de confianza para desempeñarse en la vida cotidiana.

La psiquiatra Lóyzaga es una de las especialistas con más conocimiento del TDC. Pionera en México en la atención clínica de este trastorno. En el Instituto Nacional de Psiquiatría Ramón de la Fuente, desde el año 2001 fundó y coordina la Clínica de TOC y Trastornos del Espectro Obsesivo, donde se llevan a cabo investigaciones y estudios sobre estos padecimientos. Asimismo, brinda atención clínica a pacientes, tanto en el ámbito público como en el privado.

Por estos días en que la entrevisto, trata a una paciente que lleva ya varias cirugías para modificar su nariz, y quien pretende realizarse un procedimiento más, ahora en Turquía, para ver si ahora sí logra la "nariz perfecta". (Este es otro de los países más populares para el denominado turismo estético, como se detallará en capítulos posteriores).

Pensarse en la mente de una persona con TDC, reitera Lóyzaga, es como si se entrara a una casa de los espejos.

"Lo mismo pasa con las personas con anorexia o bulimia; se les da, por ejemplo, una cinta métrica y se les dice: 'No te la midas, pero por favor calcula cuánto tienes de cintura', y el paciente empieza a estirar y estirar una dimensión inmensa".

Refiere el caso de una joven, estudiante de preparatoria, 17 años de edad, complexión muy delgada y estatura baja, pero que se percibe con el cuerpo tan robusto como el de un oso. Se dibuja con una cara inmensa con un cuerpo ancho o como un oso grizzly diciendo: "Así me siento porque cuando camino mis pisadas son tan intensas que voy dejando huella en el pavimento".

¿El espejo miente?

¿Cuánto tiempo una persona puede mirarse al espejo? ¿Cuánto puede pasar frente a él pensando que hay algo que le desagrada? ¿Cuánto considerando que se trata de un "defecto"? ¿Cuántas veces buscando la manera de cambiarlo? ¿Cuántas horas puede dedicar a ese pensamiento que provino de lo que vio reflejado? De la *selfie* en que se notó ese "defecto" con el que desde entonces lidia y que la obliga a activar cada vez más filtros en el celular porque teme que todos descubran su "defecto" y señalen su "deformidad" y se burlen de ella. Por eso buscará "corregirlo".

Pero después ocurre que, aun cuando hizo de todo por "corregirlo", se mira y cree que el "defecto" allí sigue. Y, como si no fuera lo peor que pudo pasarle, de pronto se descubre otro, y otro, y otro... Y los filtros se agotan y las "correcciones" a las que se sometió tampoco bastan.

Antes de correr a buscar cómo "corregirse" el "defecto", la "deformidad" que descubrió durante las horas que pasó frente al espejo o viendo a detalle las *selfies* que cada vez le generan mayor desagrado, quizá tendría que considerar el consultar a un especialista. Porque podría tratarse de uno de los trastornos de la salud mental que tienen como sintomatología el desagrado y malestar por la imagen corporal propia. En esta época de dependencia a las *selfie*s, al uso de las redes sociales y la virtualidad, ciertos estereotipos de la imagen, socialmente considerados como "lo más importante", han profundizado la obsesión de las personas sobre su apariencia física y el uso excesivo de filtros como herramienta para modificar su imagen, persiguiendo un modelo de "belleza" desconectado de la realidad.

Si se trata de un TDC, aun cuando se someta a tratamientos estéticos, cirugías o procedimientos, con o sin bisturí, ninguno bastará. Porque es un problema de salud mental y, si no se atiende clínicamente como tal, por mucho bisturí o relleno o succión o intervención estética de cualquier tamaño, nunca será suficiente: el espejo seguirá reflejando esa imagen que visualiza como "defectuosa", "deforme".

Esa idea la pudieron detonar el entorno familiar o social, la vulnerabilidad frente al maltrato, el *bullying* o muchos otros factores (que se explicarán con mayor detalle más adelante). Pero las aparentes soluciones inmediatas de índole estética para supuestamente corregir o encubrir tales "defectos" o "imperfecciones" no la aliviarán.

Clínicamente el TDC se caracteriza por una obsesiva preocupación por la apariencia física, la cual genera desagrado, angustia, ansiedad, desesperación, depresión. No es simple inconformidad o insatisfacción frente a la imagen propia, sino que aquello que se percibe como "imperfecciones" —reales o imaginarias— se va tornando en obsesión extrema que impacta en los hábitos, trastoca la vida, trastorna, y puede derivar en otras afectaciones, como desórdenes alimenticios, depresión e incluso intentos de suicidio.

Pero no es un padecimiento nuevo. Ya desde el siglo XIX, en 1891, el médico psiquiatra italiano Enrico Morselli hizo los pioneros planteamientos sobre la *dismorfofobia*, como la preocupación excesiva y temor por el aspecto.

Luego, en 1903, el psicólogo y neurólogo francés Pierre Janet (a quien se atribuye el concepto de *subconsciente*) habló de la *dismorfofobia* como la obsesiva idea de los pacientes y la vergüenza por su cuerpo, lo que les generaba depresión y fobia.

Otros psicólogos y psiquiatras continuaron realizando investigaciones e identificando sus características hasta llegar a la detallada descripción de la Organización Mundial de la Salud (OMS), el organismo que a nivel internacional elabora directrices y normas sanitarias, y que establece los criterios y estándares de atención a la salud. En su Clasificación Internacional de Enfermedades (CIE), la OMS describe el TDC así:

> El trastorno dismórfico corporal se caracteriza por la preocupación persistente por uno o varios defectos o imperfecciones percibidos en la apariencia, que son imperceptibles o solo ligeramente perceptibles para los demás. Los individuos experimentan timidez excesiva, a menudo con ideas de referencia (la convicción de que las personas se están dando cuenta, juzgando o hablando sobre el defecto o la imperfección percibidos).
>
> En respuesta a su preocupación, los individuos se involucran en comportamientos repetitivos y excesivos que incluyen examinar la apariencia o la gravedad del defecto o la imperfección percibidos, intentos excesivos de camuflar o alterar el defecto percibido, o marcada evitación de situaciones sociales o desencadenantes que aumentan el malestar por el defecto o la imperfección percibidos. Los síntomas son lo suficientemente graves como para provocar un malestar o deterioro significativos en lo personal, familiar, social, educacional y ocupacional o en otras áreas importantes de funcionamiento.

El *Manual diagnóstico y estadístico de los trastornos mentales* (DSM) de la Asociación Americana de Psiquiatría (APA), que es también una referencia clínica a nivel mundial en los criterios de diagnóstico, signos y síntomas de las enfermedades mentales, lo describe como la preocupación por defectos o imperfecciones percibidos en el aspecto físico que no son observables o parecen sin importancia a otras personas. Que, como parte del trastorno, la persona se mira al espejo en exceso, se asea en exceso, se rasca la piel de manera repetitiva. La preocupación por el aspecto le causa un malestar clínicamente significativo o deterioro en los ámbitos social o laboral. Tal preocupación les ocupa en promedio de tres a ocho horas por día.

Algunos estudios clínicos identifican que es en la adolescencia cuando comienzan a manifestarse muchos de los síntomas y comportamientos compulsivos. No obstante, ahora, en el siglo XXI, con los modelos de "belleza" impuestos por las redes sociales, la sintomatología asociada a este trastorno se observa en un rango de edad más amplio, con ideas de rostro y cuerpo cada vez más irreal por naturaleza, y modificado artificial y a veces peligrosamente.

La incomodidad con la imagen corporal

No todo desagrado o insatisfacción con la imagen corporal es síntoma de un trastorno; también puede derivar de los cambios biológicos naturales o "normales", o de las interacciones sociales, pero sin tornarse en patología.

Así lo explica la médica psiquiatra Ericka Orozco, maestra en Ciencias Sociomédicas por la UNAM. Como profesionales de la salud mental, tanto psiquiatras como psicólogos analizan y separan los distintos eventos relacionados con la inconformidad corporal. Porque, por ejemplo, en la adolescencia hay cambios naturales —como la aparición de caracteres sexuales secundarios, crecimiento de vello, de pecho, engrosamiento del músculo, aparición de la menstruación—. Estos cambios, en grupos vulnerables, con baja tendencia a la autoestima o con problemas familiares, les pueden generar un impacto emocional; la labor de los psicólogos y psiquiatras en estos casos es solo acompañar y orientar a la persona.

Un segundo grupo vulnerable ante la apariencia y la aceptación del cuerpo son las personas mayores que empiezan a envejecer:

> Sobre todo las mujeres, porque hay muchos estereotipos de que la juventud se asocia a la belleza, la juventud se asocia con los atributos muy positivos, y, desafortunadamente, nuestra sociedad es muy *viejista*, lo que significa

discriminar por el hecho de tener más edad. Entonces, una mujer que envejece o que muestra signos físicos de envejecimiento es vulnerable, y nosotros como profesionales en salud mental acompañamos esa vulnerabilidad.

No significa que tengan un trastorno *per se*, sino que pueden ser propensos a desarrollar malestares emocionales o psicológicos si no se les da acompañamiento. "Nuestra labor es no patologizar, es decir, no situar todo en el campo de la enfermedad, sino acompañar desde la aceptación y la adecuación acorde a la edad".

Sin embargo, Orozco agrega:

> Cuando una persona tiene inconformidad de su imagen, de una parte de su cuerpo, del peso de su cuerpo, puede ocasionar algo que se llama disfunción y malestar clínicamente significativo. Esto quiere decir que esta inconformidad y autopercepción de lo corporal empieza a interrumpir la vida cotidiana de la persona: ya no estudia igual, no asiste a clases, no interactúa con sus pares, amigos, familiares, parejas; su interacción se interrumpe.
>
> Si trabaja o si en su desempeño laboral debe exhibir su imagen, también allí causa malestar. Otro punto importante es que la persona invierte muchísimo tiempo en lo relacionado a su preocupación. Puede pasar horas al día externando actitudes o acciones en torno a esa inconformidad. Entonces, cuando en la historia biográfica de una per-

sona existe esta fuente de sufrimiento, con esta causa muy específica, la interrupción de su rutina y de su pleno desarrollo personal, allí es cuando nosotros, tanto psicólogos como psiquiatras, prendemos las alertas o las luces rojas y decimos "algo está pasando que amerita una revisión clínica" para ver si se trata de algún trastorno mental enfocado al cuerpo.

Espejito, espejito, dime quién es las más...

El trastorno dismórfico corporal, los trastornos psicológicos relacionados con la conducta alimentaria y en ocasiones el trastorno límite de la personalidad (*borderline*) desde el campo clínico se identifican como aquellos relacionados con el malestar que produce la imagen corporal o la distorsión en la percepción que se tiene de ella a nivel de patología.

La doctora Orozco detalla cada uno:

> La dismorfia corporal, anteriormente, y estamos hablando de por allí de los años 1950, 1960, se la ubicaba en el grupo de las enfermedades de la ansiedad o de las enfermedades somatomorfas: por ejemplo, trastornos de dolor o trastornos conversivos donde la persona presenta pseudoconvulsiones, es decir, aquellas presiones emocionales reflejadas en el cuerpo.

Sin embargo, conforme ha ido avanzando la investigación clínica, se ha descubierto que, si bien es un trastorno aterrizado en el cuerpo y en la percepción del cuerpo, comparte bases neurobiológicas y características clínicas con otro grupo de trastornos: el del trastorno obsesivo-compulsivo. Actualmente ya forma parte de este grupo de trastornos. Hoy se sabe que hay ciertas actitudes o tendencias hacia lo obsesivo-compulsivo. Este trastorno consiste en una preocupación excesiva y de difícil control sobre una parte —o varias partes— del cuerpo que la persona identifica como deforme o desagradable o imperfecta, y, si esta persona le pide a su entorno verificar este defecto, el entorno, ya sean familiares o incluso médicos, lo minimizan o no lo consideran tan magnificado como la persona lo está percibiendo.

Lo más frecuente, explica Orozco, es que los pacientes se centren en la zona del rostro: la nariz, la simetría de la cara, la implantación de cabello, la piel, aunque puede ocurrir con cualquier otra parte del cuerpo. La persona se preocupa demasiado por percibir que la implantación de cabello no es la adecuada o es desagradable. La nariz la pueden describir como chueca, deforme, agrandada, fuera de proporción. Y la asimetría es como si un lado de la cara fuera más grande o estuviera más chueco que el otro.

Las personas con TDC dedican varias horas al día a revisar, a verificar ese "defecto", y recurren a estrategias de camuflaje, maquillaje, ropa o accesorios como para "cubrir el defecto". El problema es que sufren por ese "defecto". Entonces, no salen, no socializan, no tienen relaciones de pareja, porque en su percepción el "defecto" físico es tan grande que no les permite realizar su vida rutinaria de manera placentera. Porque estas preocupaciones por el "defecto" corporal tienen como característica ser obsesivas.

Una obsesión, desde nuestra percepción psiquiátrica, se caracteriza por ser un pensamiento intrusivo, que genera ansiedad, que la persona no evoca propositivamente, y que la lleva a tener una conducta poco adaptativa.

Cuando decimos que algo es obsesivo, significa que la persona voluntariamente no lo elige, es intrusivo, es recurrente con el paso del tiempo, es decir, es algo que regresa y regresa y regresa a la mente, aunque la persona no elija pensarlo, y genera muchísima ansiedad. Es un pensamiento que provoca muchísimo malestar.

En el TDC la obsesión es una preocupación magnificada, intrusiva, muy ansiosa por percibir el "defecto", y en consecuencia la persona intenta hacer algo: camuflar el "defecto" o verificar constantemente la presencia de este "defecto". Y la verificación o el camuflaje o la evitación es lo que provoca muchísimo malestar, y es lo que los demás en el entorno de la persona perciben como anormal.

De acuerdo con Orozco, los pacientes con TDC, que en su búsqueda de "corregir" lo que perciben como "defecto" se someten a múltiples cirugías, pueden presentar afectaciones con graves secuelas irreversibles. Este es el caso de un joven con TDC que lleva 20 operaciones de nariz: "Cuando un médico le decía: 'Ya no te puedo operar, ya no te puedo hacer más intervenciones, porque ya no hay de dónde reconstruir el tejido', cambiaba de especialista. Tenía problemas de infecciones oculares, infecciones respiratorias, no trabajaba y perdió a su familia como consecuencia del trastorno".

El TLP o borderline

Otro trastorno entre cuyas manifestaciones se encuentra la molestia o el malestar con la imagen al grado de patología es el trastorno límite de la personalidad (TLP) o *borderline*. La psiquiatra Orozco, quien trata pacientes con tal condición, lo explica:

> Hay muchas definiciones de personalidad, pero en términos generales la personalidad es como una estructura interna del sujeto, constante y consistente en el tiempo, y supone ciertos patrones relacionales, de adaptación y estilos de interacción. Sin embargo, hay ciertos tipos de personalidad que generan malestar en la persona, que crean disfunción,

y esto es el trastorno límite de la personalidad. Una de sus características terminales es la difusión de la identidad o problemas de identidad. Esto tiene que ver con el autoconcepto, con la autopercepción, aunado a una dificultad para regular las emociones. El paciente, en uno de sus intentos o mecanismos para sentirse mejor consigo mismo, puede manipular, modificar o alterar la apariencia de su cuerpo en una búsqueda de aprobación, de aceptación o de autoaceptación.

Una persona que está recurrentemente buscando la aprobación de su cuerpo o que está buscando la manera de modificar su cuerpo no necesariamente es obsesiva desde el punto de vista psiquiátrico, solo es algo que repite con frecuencia. Pero eso puede que le cause cierta sensación temporal de bienestar, como en el caso de aquellos con TLP.

Y están también los trastornos relacionados con la conducta alimentaria:

En el caso de la anorexia nerviosa, aunque este es un trastorno mental que pertenece al grupo de los trastornos de la alimentación en general, tiene la particularidad de que existe una preocupación importante sobre el peso y la apariencia corporal. Conlleva conductas desadaptativas y riesgosas para la salud, como dietas restrictivas, inducción del vómito, ejercicios extenuantes y una rigidez cognitiva en relación con la imagen del cuerpo y la meta de bajar el peso.

—Cuando una persona tiene uno de estos trastornos de alimentación, se mira al espejo y se sigue viendo de una manera alterada, ¿eso también puede ser un tema de obsesión?

—Los trastornos de la conducta alimentaria comparten algunos elementos obsesivos o de pensamientos rígidos recurrentes, lo cual provoca ansiedad en la persona, y sí, puede haber casos en los que alguien con TDC a su vez exhiba algún problema de tipo alimentario, es decir, padece las dos condiciones mentales. Asimismo, alguien con un problema de la conducta alimentaria, como, por ejemplo, anorexia, puede manifestar conductas compulsivas o pensamientos obsesivos.

Crónicos y discapacitantes

Los trastornos asociados con el malestar que genera la imagen corporal, como han explicado los especialistas, tienen componentes similares: implican sufrimiento, son crónicos y pueden ser discapacitantes. Dado que son crónicos, se pueden atenuar con el tiempo y, luego, frente a una fuente de estrés, se disparan. Así, pueden complicarse seriamente, poner en riesgo la salud y hasta volverse mortales.

La falta de atención o detección temprana impacta en la calidad de vida de la persona, porque el padecimiento supone una fuente crónica de sufrimiento, depresión y riesgo suicida. Esta situación puede llevarla destinar cuantiosos recursos económicos a tratar de "corregir" lo que percibe como "defecto". Las personas con TDC por lo general siguen una trayectoria: suelen pasar primero por procedimientos y cirugías estéticas, a veces varias, antes de llegar a la atención de la salud mental; también hay quienes ni siquiera llegan a ella.

Para esta investigación periodística se entrevistó a personas diagnosticadas con TDC que, antes de llegar con especialistas en salud mental para tratar su trastorno, gastaron sus ahorros, pidieron prestado o endeudaron a su familia intentando "corregir" aquello que percibían como "defecto". Pero, además del costo económico, han padecido las consecuencias de los procedimientos a los que se sometieron.

¿Cómo saber si la preocupación es "normal" y cuándo podría tratarse de una patología?

Hay diferencias significativas entre la preocupación "normal" por la imagen corporal y una patología vinculada a ella. Lo explica así la doctora Amparo Belloch Fuster, prestigiada especialista en psicología clínica, integrante del grupo internacional de expertos Obsessive Compulsive Cognitions Working Group y del Research Consortium in

Intrusive Fears, y quien ha hecho abundantes investigaciones sobre los trastornos obsesivo-compulsivos y colaborado también en diversos estudios en Europa y América Latina.

De alguna manera todos tenemos una forma física de ser que a lo mejor nos gustaría cambiar: nos gustaría o ser más delgados, o más altos, o bajitos, o ser… Una cosa es que nos guste o no nos guste un determinado aspecto de nuestro cuerpo, y que lo intentemos disimular: nos teñimos el cabello, nos ponemos alguna ropa para disimular no sé qué… esto nos pasa a todos y es absolutamente normal. El problema es cuando esa respuesta se exacerba hasta puntos increíbles. Las personas con esos trastornos sitúan todos sus problemas en su apariencia física; focalizan allí todos los conflictos de sus relaciones con los demás, de autoestima, de crecimiento personal, etcétera.

Es decir, para ellos el tener o no tener un óvalo facial determinado, que para ellos sería el perfecto, es un horror, es enfrentarse al abismo, es "no puedo dejar de pensar en eso", "todo el tiempo estoy pensando en eso". Y muchas veces se someten a operaciones, intervenciones quirúrgicas, dermatológicas, visitan continuamente a médicos o dermatólogos. Todo esto les genera grandes costes económicos que, en la mayoría de los casos, no conllevan el resultado deseado.

Son personas que se someten a una operación y otra operación y otra operación porque quieren quitarse, no sé, unas arruguitas que tienen acá o una calva que les ha salido y no pueden dejar de pensar en ella.

Lo primero es que exacerban lo que perciben como "defecto", y lo segundo es que intentan solucionar ese "defecto", entre comillas, por el medio que sea, arriesgando en ocasiones su propia vida, porque se pueden someter a procedimientos quirúrgicos complicados, y cuando no disponen de recursos económicos a veces intentan "autoarreglarse", por decirlo de alguna manera, por lo cual ponen en riesgo su existencia propia.

Desde aquellos estudios pioneros de Morselli en Italia y Pierre Janet en Francia, Europa es una de las regiones donde más investigación sobre los citados trastornos se ha llevado a cabo; también desde la atención clínica.

La doctora Belloch Fuster ha tratado clínicamente incontables casos. Además de desempeñarse como titular de la cátedra de Psicopatología de la Universidad de Valencia, en España, desde la Unidad de Investigación y Tratamiento de Obsesiones y Compulsiones atiende a personas con trastornos del espectro obsesivo-compulsivo.

Explica que el TDC es el más peligroso, el más complicado, y al que, clínicamente, hasta hace unos años, no se le prestaba suficiente atención e incluso se lo confundía con otros trastornos, por ejemplo, con los de la conducta alimentaria, específicamente la anorexia:

> Es verdad que tienen cosas en común: esa preocupación excesiva con el propio cuerpo, la búsqueda excesiva de la "perfección" muy normativizada por los ideales culturales, las creencias; y una serie de consecuencias como el aislamiento social, la ansiedad social, el evitar el contacto con otras personas "para que no me noten el defecto" o "para que no me vean vomitar", en el caso, por ejemplo, de la bulimia.
>
> En la anorexia también existe una preocupación excesiva por la forma del cuerpo, de allí que se sometan a dietas estrictas, ejercicios extenuantes, pero nunca alcanzan el ideal de belleza, de delgadez, que les parece que deberían alcanzar; pero la forma de experimentar el problema y las consecuencias son diferentes al TDC.

En cuanto al malestar frente a la imagen corporal en el TLP, la doctora señala que sí puede presentarse, aunque no es lo más común:

> Para explicarlo con pocas palabras: el paciente no sabe quién es, no tiene un sentido de la propia identidad, sus estados de ánimo fluctúan muchísimo, y por eso un día una cosa le parece estupenda y al día siguiente le parece horrorosa; tiene problemas con su propia percepción corporal, pero no es lo sustancial, no es lo nuclear.
>
> Por decirlo de alguna manera —que puede sonar un poco bárbara, pero es para mayor claridad—: en la anore-

xia se va suicidando sin querer suicidarse, poco a poco, porque deja de comer en busca de esa delgadez. En el caso del trastorno límite de la personalidad se autolesiona directamente, incluso tiene intentos de suicidio o comete suicidio directamente. En el caso del TDC también: el dolor, el malestar por ese supuesto "defecto" en la apariencia, es de tal calibre que lo lleva muchas veces a cometer suicidio o autolesionarse para no ver el "defecto". Por ejemplo, si yo creo que mis ojos son horrorosos, si me rasgo la cara con un cuchillo, la gente no se va a fijar en mis ojos, sino en la herida de la cara, o me corto un dedo; es decir, los actos suicidas o las autolesiones son constantes. De hecho, hay algunos estudios que demuestran que tanto los actos lesivos como la ideación suicida en las personas con un TDC son más frecuentes que en una persona con una depresión mayor.

Sobre cómo se experimenta cada trastorno, Belloch Fuster afirma que en la anorexia la preocupación está centrada fundamentalmente en el peso y la figura; por lo tanto, todos los esfuerzos, todas las conductas de la persona se dirigen a mantener una estructura corporal delgada, extremadamente delgada, aun a riesgo de poner en peligro la existencia, porque el paciente deja de comer o se somete a purgas para perder peso. En tanto que en el TDC la preocupación excesiva se ancla en un "defecto", que también considera excesivo:

"El 'defecto' puede ser algún aspecto de la cara, del pelo; puede ser que 'me sudan mucho las manos'... A veces, y dependiendo de cuál sea la preocupación y la fijación con ese 'defecto', incluso surgen ideas delirantes que rayan en la esquizofrenia".

A veces la persona ni siquiera alcanza a observar los supuestos "defectos" que cree tener, pero es la imagen que registra su mente:

> Basándonos en el hecho de que el TDC pertenece al grupo de los obsesivo-compulsivos, la característica psicopatológica fundamental de estos trastornos es que tienen que ver con ideas y pensamientos, imágenes o sensaciones que se meten en la cabeza y se convierten en un problema. La persona está todo el tiempo con la preocupación por el "defecto". Yo he tenido muchos pacientes a los que se les mete en la cabeza una especie de imagen distorsionada, por ejemplo, de la nariz, y para ellos es una fotografía de sí mismos terrorífica.

Tal es el caso de un hombre joven que tenía la sensación de que se le estaba cayendo el cabello, y que esa pérdida de pelo le estaba creando una calva en la coronilla. No era algo que pudiera ver realmente, así que fue colocando espejos para distinguir la imagen que fijó en su mente como su "defecto". Le generaba una angustia tal que comenzó a usar sombreros para que nadie más pudiera "descubrir su calvicie".

Inicialmente la persona con TDC no considera que se trate de una afección mental, sino que acude directamente con quien le puede practicar el procedimiento para "corregirse". Dependiendo de su capacidad económica y de cuál sea el supuesto "defecto". Si piensa que este solamente se puede "corregir" a través de una operación, recurrirá al cirujano; si tiene que ver con la piel, entonces irá con el dermatólogo. De acuerdo con la doctora Belloch, se estima que no menos del 30 por ciento de las consultas en dermatología involucran a personas con TDC, "un porcentaje altísimo".

> Hay otro estudio que evidencia cómo muchas personas con trastorno dismórfico que acuden a un médico cirujano o dermatólogo, dependiendo de cuál sea su problema y capacidad económica, al no quedar satisfechas —porque el problema no tiene que ver con su físico—, emprenden demandas legales, especialmente en Estados Unidos, que es donde se ha estudiado esto. Las demandas a médicos por insatisfacción son enormes. Porque, claro, "yo fui a que usted me quitara el defecto, pero yo la nariz me la sigo viendo mal, la sigo teniendo mal". Quizá por eso cada vez más los cirujanos plásticos estéticos piden un examen psicológico previo, cuando sospechan que la preocupación por cierto "defecto" es excesiva. Porque estas personas no reconocen que su problema sea psicológico; están convencidas de que su "defecto" está allí, que es un horror y que es la causa de todos sus problemas.

La doctora relata el caso de una mujer de 50 años que durante los últimos 20 años se había sometido a numerosas cirugías buscando los pechos y el abdomen "perfectos". Como consecuencia de estas terminó en la Unidad de Cuidados Intensivos (UCI) de un hospital en España. Fueron los doctores de este lugar quienes pidieron que se la valorara psicológicamente:

> Estuvo a punto de morir porque se operó varias veces de los pechos y del abdomen, es decir, para ella el abdomen nunca estaba lo suficientemente plano; nunca tenía los pechos a su gusto: debían tener cierto volumen y moverse de determinada manera. Y tuvo la mala suerte, la mala fortuna de encontrarse con cirujanos estéticos poco éticos. Así se sometió a varias operaciones hasta que en una de esas tuvo problemas importantes. Luego ya no quisieron realizarle otro procedimiento, entonces recurrió a una cirujana *fantasma* [falsa] y acabó ingresada en la Unidad de Cuidados Intensivos; estuvo ahí casi dos meses, con pérdida de conciencia. Desde el propio hospital nos llamaron y nos dijeron: "A ver si podéis hacer algo". Porque ella seguía pensando que cuando saliera de la UCI buscaría a otro cirujano. Llevaba haciéndolo como 20 años, y nadie la había sentado y le había dicho "vamos a hablar, explícame qué es lo que pasa". Claro, toda su vida estaba dedicada en eso. Se había casado y tenía dos niños, y con los embarazos la cosa se había disparado por completo, porque no había quedado

como quería. Ese fue un caso muy grave que conseguimos reconducir un poco, porque había llegado a un extremo en que su vida corría peligro.

Es la importancia de situar las cosas donde son. Porque, si te van diciendo que no te van a operar, a lo mejor consigues cambiar: si te lo dice no solamente tu mamá o tu amiga, sino el médico, y luego el otro médico, y el psicólogo, entonces a lo mejor empiezas a entender que algo más está pasando.

La dismorfia muscular es una modalidad del TDC (más adelante se detallará). La prevalencia de esta a nivel global se da en hombres jóvenes. La doctora Belloch apunta:

> El TDC es muy común también en los chicos; no es como la anorexia, que se da sobre todo en chicas; en los chicos existe, pero es más frecuente en chicas. Pero el TDC aparece en ambos; de hecho, hay una modalidad de TDC llamada trastorno muscular, que es la preocupación por la musculatura y la estructura general del cuerpo. Tuvimos, por ejemplo, un paciente que tenía un hermano gemelo idéntico. Él no necesitaba mirarse al espejo, con ver al hermano tenía suficiente. El hermano no tenía ningún problema, ningún trastorno ni mucho menos. Pero él veía que si "las piernas arqueadas", que si "no tenía musculatura", y estaba todo el tiempo con eso, y eran chavales de 19 años. La vigorexia es un componente conductual del trastorno. Piensan que de-

> ben ponerse "fuertes", desarrollar musculatura porque creen tener flacidez, porque consideran que su aspecto es "asqueroso".

De acuerdo con Belloch Fuster, hay muchos factores que inciden en la aparición del TDC: vulnerabilidad personal, historia de vida, críticas, *bullying*, abuso en etapas tempranas del desarrollo.

> Cuando no hay lugar a duda de que una persona lo tiene, no es infrecuente que en lo familiar haya personas con depresión, así que existe una cierta vulnerabilidad genética. Y desde luego las variables culturales, la presión social por la apariencia, por la "belleza", están muy presentes. Claro, si juntamos la vulnerabilidad genética con la presión sociocultural actual por la estética, los valores, los *influencers* y cómo la gente joven lo interioriza, las personas que han tenido una historia de abusos son más propensas a desarrollar el trastorno.

Respecto a la presión cultural actual por la apariencia, la doctora reflexiona:

> Hay algo que preocupa muchísimo: ahora a las niñas y adolescentes, como premio, cuando llegan a los 14 o 15 años, se les ofrece una operación estética; los papás se las ofrecen: de pechos, de nariz, de ojos... ¡¿A dónde estamos llegan-

do?! ¡¿Qué es lo que estamos haciendo con estas niñas?! En España las cirugías estéticas a edades tan tempranas aún no son tan frecuentes, pero en países como Colombia eso es extremadamente frecuente.

Igual que en Colombia, en México también es cada vez más frecuente que los procedimientos estéticos con bisturí se practiquen a edades cada vez más tempranas. Como parte de esta investigación, se les preguntó a médicos estéticos que ofrecen sus servicios en varias entidades sobre las edades de sus pacientes más jóvenes, y dieron cuenta de adolescentes de 14 años a quienes sus padres les obsequian procedimientos para que lleguen a los 15 "tuneadas".

Infradiagnosticado

Los especialistas —psiquiatras y psicólogos— que en diversos países han estudiado el TDC coinciden en que a nivel global este se encuentra infradiagnosticado. Que muchas personas que lo padecen ni siquiera han recibido un diagnóstico, lo que imposibilita su atención.

En México psiquiatras y psicólogos de consulta clínica, tanto en el sector privado como en el público, también tratan este trastorno, además de otros relacionados con la imagen corporal.

Para esta investigación se buscó el número de casos que han sido tratados en el sector público, ya que en el sector privado no existe un registro formal.

En el sector público el TDC es tratado en lugares como el Instituto Nacional de Psiquiatría Ramón de la Fuente, en la Ciudad de México. Otro de los hospitales públicos que lo atiende es el Instituto de Psiquiatría del estado de Baja California.

Los profesionales utilizan cuestionarios y test certificados para evaluar la personalidad y detectar la sintomatología relacionada con el TDC. Uno de estos instrumentos es el MMPI-2-RF, un test clásico de psicología que contiene un inventario multifásico de personalidad.

El Instituto Nacional de Psiquiatría emplea los criterios diagnósticos del DSM-5, el *Manual diagnóstico y estadístico de los trastornos mentales* de la Asociación Americana de Psiquiatría. Se trata de una publicación que sirve de referencia y guía para que los profesionales especializados en el diagnóstico de trastornos mentales consulten los síntomas y otros criterios útiles. Este manual es revisado y actualizado de forma periódica de acuerdo con nuevas investigaciones, estudios y descubrimientos.

"Pero este sistema debe ser usado siempre por un profesional con experiencia en el área clínica, ya que es una guía que debe ir acompañada de un juicio clínico, conocimientos profesionales en el área y criterios éticos", se precisó desde el área de servicios clínicos.

Autoevaluación, un primer paso

La doctora Amparo Belloch, también autora de libros y manuales de psicopatología y TOC, ha desarrollado cuestionarios de autoexploración que podrían funcionar como un primer instrumento mediante el cual una persona puede encontrar indicios de si su preocupación por algo en su aspecto físico está en el rango de lo "normal" o si se trata de una condición que requiere la atención de especialistas en salud mental.

Durante nuestras entrevistas, le pedí enlistar algunas preguntas básicas que alguien podría hacerse a manera de primer autodiagnóstico, para saber en qué momento tendría que encender las alertas y consultar a un experto en salud mental antes de ponerse en manos de cualquier cirujano estético:

> La primera pregunta es: "¿Hay algún defecto físico que tengas en el que no puedes dejar de pensar y te viene a la cabeza una y otra vez?". La segunda es: "¿Cuánto tiempo a lo largo del día crees que ocupa en tu cabeza ese pensamiento o esa preocupación, una hora, dos horas, tres horas?". La tercera: "¿Cuánto malestar te provoca cada vez que te viene a la mente?". En cuarto lugar: "¿Qué haces para intentar controlar ese pensamiento?, ¿le haces caso, consultas internet, evitas salir a la calle, intentas ocultar tu físico de alguna manera?, es decir, ¿qué cosas haces y qué cosas evitas?".

> Una vez que se hace esa autoevaluación una persona debe tener claro que requiere buscar a un especialista en salud mental: si al menos resulta que durante todo el día piensas en ello y además evitas hacer cosas por culpa de esa preocupación, por culpa de ese pensamiento o esa imagen, ¡consulta!
>
> Porque a mí me puede venir un pensamiento cuando me levanto por la mañana: voy a una fiesta y "¡vaya ojeras que tengo!", pero me voy a la fiesta y a lo mejor allí digo "que no me dé mucho la luz"; pero no evito al resto de las personas y no estoy todo el tiempo, a lo largo del día, pensando en que tengo ojeras.
>
> Si eso pasa, entonces me tengo que preocupar. Y si llega hasta el punto de "estoy mirando el reloj para marcharme cuanto antes porque ya se me están notando mucho y van a decir que tal...".

La doctora resalta la importancia de que los médicos que realizan procedimientos estéticos, con o sin bisturí, incorporen también test básicos en materia de salud mental como primer paso.

> A veces no es ni siquiera que deba aplicarse un gran cuestionario o hacer un gran estudio; simplemente basta con que el médico le haga al paciente tres o cuatro preguntas clave como "¿en qué momento te preocupa ese defecto?", "¿qué pasaría si no lo pudiéramos arreglar?", "¿cuáles son

los problemas que puedes tener y se relacionan con ese defecto?". Tres o cuatro preguntas clave que lo llevarán a hacer o bien una exploración más a fondo, o bien a remitir al paciente a un experto, a un psicólogo clínico o a un psiquiatra.

3

Modelarse con veneno

Los bultos y endurecimiento que emergen debajo de la piel generan dolor, arden, pican; es un dolor punzante que se anuncia con el enrojecimiento y elevada temperatura corporal. Es alerta de que esa sustancia extraña, ajena al cuerpo, ha avanzado en sus estragos.

Es como si un monstruo interno despertara y aguijoneara. Ataca a veces por áreas tan distintas y distantes de donde se la inyectó inicialmente porque tiene la capacidad de migrar. Y con el despertar de ese agente extraño, los daños se aceleran: a veces la piel cambia de coloración o se inflama; a veces la piel amoratada se torna tumefacta, endurece abultada por granulomas, nódulos e irregularidades, a veces se agrieta y resquebraja hasta formar úlceras por las que supura un líquido viscoso, mezcla de pus y sangre que genera el organismo infectado por la infiltración de la sustancia.

Pudieron pasar años a partir de que la sustancia fue inyectada para que esta manifestara su lesividad. Quizá inicialmente parecía casi mágica: la fabulosa solución para moldear, levantar y hacer crecer el busto, los glúteos, las pantorrillas, los pómulos, los labios, la nariz… Pero es solo un espejismo, porque tarde o temprano esa "solución" habrá de cobrar una muy costosa factura, tan alta a veces como el valor de la vida.

Pudieron haber sido hasta décadas sin que aparentemente se tuviera alguno de los síntomas descritos. Pero internamente el organismo, en su intento de defensa, de rechazar esa sustancia que le es ajena y que va infiltrándose hasta cualquier parte del cuerpo, reaccionó generando una especie de tejido fibroso: así la aisló y envolvió en pequeñas esferas o granulomas, que son masas más o menos redondas de células inmunes que se forman cuando el sistema inmunológico no puede eliminar al intruso.

La respuesta del organismo al cuerpo extraño ocasiona la destrucción del tejido circundante. Desata una batalla del organismo contra sí mismo. Y, tarde o temprano, dependiendo del tipo de sustancia o la mezcla de estas, su desplazamiento, expansión y su nivel de infiltración, cualquier zona de la piel se enrojece, se calienta, se hincha, punza, se forman bultos, se producen deformidades, nódulos con heridas difíciles de cicatrizar que pueden ser tan corrosivas hasta gangrenar la piel, necrosar los tejidos y dañar órganos vitales.

Se trata de condiciones que han cobrado la vida y causado estragos en muchas personas, quienes, con la ilusión de alcanzar el "cuerpo perfecto" según los cánones de moda, recurren a lo que se les vende como métodos para materializar su ideal de belleza "sin bisturí, sin cicatrices", con "resultados inmediatos", con solo unas inyecciones. Pero a cambio se encuentran una enfermedad dolorosa que les genera daños infinitos y estragos irreversibles.

Me refiero a la inyección de sustancias modelantes no absorbibles o rellenos sintéticos permanentes, engañosamente denominados "biopolímeros", que no son "bio": silicona líquida o en gel y sus variantes siloxano, polisiloxano y polímero de dimetilsiloxano; poliacrilamida y sus derivados como la acrilamida, polimetacrilato, polimetilmetacrilato, etilmetacrilato; hidrogel de polímeros; inyección de colágeno, de polivinilpirrolidona; politetrafluoroetileno (teflón); inyección de vaselina líquida o sólida; parafina, silicón de grado industrial, aceites de origen vegetal comestibles (oliva, girasol, sésamo, aguacate, ricino, soya, coco, maíz); aceites para automotores, para avión, industriales; aceites minerales o vegetales usados en la elaboración de cremas o jabones; guayacol; grasas y aceites derivados de petróleo. Estas sustancias están prohibidas como inyectables, pero son comúnmente usadas en procedimientos estéticos, infiltradas a mujeres y hombres para rellenar, dar volumen o "modelar" alguna parte del rostro o del cuerpo, principalmente a manos de personas ajenas al área clínica; aunque también hay casos en los que quienes sí son médicos, aun conociendo las afectaciones de dichas sustancias al inyectarse, las han empleado y las siguen empleando.

Se trata de sustancias no absorbibles que inyectadas son altamente nocivas para el organismo. En términos generales, causan enfermedad por adyuvante, también conocida como enfermedad por modelantes o por inyección de rellenos sintéticos permanentes, la cual desencadena síntomas numerosos —hasta 40 han detectado algunos médicos—, los cuales incluyen procesos inflamatorios agudos y crónicos, y reacciones autoinmunes del tejido conectivo.

Todo esto es conocido desde hace años. Pero quizá no lo suficiente, puesto que el uso de estas sustancias para supuestos fines estéticos sigue vigente. Debería ser cosa del pasado, historias terribles a veces difundidas en los noticieros al exhibir su lesividad. Sin embargo, los riesgos continúan presentes y creciendo.

Se ha atribuido la utilización de estas sustancias a personas de bajo poder adquisitivo, que recurren a ellas para realizarse modificaciones corporales a menores costos; no obstante, en todo el mundo siguen surgiendo casos de quienes han acudido a establecimientos costosos, que promueven sus tratamientos de forma ostentosa, sitios de alta plusvalía donde convencen a sus clientes de que se les practicarán los procedimientos con otras sustancias que en realidad encubren cocteles tóxicos.

Muchas personas transgénero, por ejemplo, en países de todas las regiones del mundo, han sido inyectadas con tales sustancias en procedimientos de transición de género y se cuentan entre las principales víctimas de la lesividad de esta industria. Pero su uso también se da en supuestos perfilamientos faciales y otros procedimientos a los cuales recurren mujeres y hombres de todas las edades, y estos van al alza a nivel global.

Generalmente, estas sustancias se comercializan de manera clandestina. Varios países han prohibido que se utilicen como inyectables. Sin embargo, el comercio electrónico, las plataformas digitales y las redes sociales han facilitado su venta, distribución y adquisición. Así que es muy sencillo conseguirlas disfrazadas de otras sustancias, o aun abiertamente como lo que son, y se aplican en clínicas "de belleza", estéticas, spas, gimnasios, incluso a domicilio...

A menudo las personas desconocen qué sustancias les fueron inyectadas. O suponen, porque así se los informaron, que se les aplicó algo diferente a lo que en realidad se les inyectó. Decenas de mezclas se enmascaran así.

El alto costo del procedimiento o el aparente lujo del establecimiento que ofrece las modificaciones faciales o corporales, con o sin bisturí, no son garantía absoluta de seguridad, ni de profesionalismo, ni de que los productos que se usan están avalados o certificados por las autoridades sanitarias.

Un caso conocido es el de la cantante mexicana Alejandra Guzmán, cuyo calvario por el daño de los polímeros en su cuerpo ha estado en el ojo público durante años. En 2009 acudió a un procedimiento de aumento de glúteos en una costosa clínica de "belleza" ubicada en una exclusiva zona de México, propiedad de quien se promocionaba como "profesional" en procedimientos estéticos. Sin embargo, le inyectaron polímeros que terminaron por causarle graves daños, al punto de requerir más de 40 cirugías para extraer estas sustancias nocivas y reconstruir su cuerpo, según ha relatado en diversos medios de comunicación.

En América Latina muchas personas relacionadas con el espectáculo y los medios de comunicación han hecho públicos sus padecimientos como víctimas de tales sustancias, que les fueron inyectadas en sitios "exclusivos" y por quienes se decían "profesionales".

Uno de los casos mediáticamente expuestos es el de la cantante María Conchita Alonso, afectada también por los polímeros que le inyectaron en los glúteos en alguna clínica de Caracas.

Venezuela, Colombia, México, Brasil, República Dominicana, Perú, Argentina son algunos de los países con mayor incidencia de personas inyectadas con las sustancias descritas, lo que lo ha convertido en un problema de salud pública.

En Argentina lo expuso públicamente la conductora y modelo Silvina Luna, quien, en 2023, a sus 43 años, murió por los estragos de las sustancias que le habían inyectado en los glúteos hacía más de una década. Sobre ellos habló ampliamente en medios de comunicación y en sus redes sociales, ya que durante sus últimos años de vida tuvo que lidiar con hospitales, recaídas y diálisis, debido a que las sustancias de relleno que le habían aplicado dañaron severamente sus riñones.

En agosto de 2014, durante una entrevista con la conductora Susana Giménez para Telefe, contó:

> Yo hace más o menos tres, cuatro años atrás, como cualquier chica quería un cambio, y por allí, por querer abarcar todo, por querer mejorar, decidí ir a ver un médico, confié en la palabra de un profesional, era algo chiquito, parecía algo fácil, algo que no iba a tener ningún tipo de riesgos. Eso fue en el 2011. Yo en el 2010 me hice estudios... tenía mi salud impecable... En el 2011 me opero y en el 2013 me hago estudios de rutina y me sale una hipercalcemia, que es exceso de calcio en la sangre. Eso hace que yo tenga una leve insuficiencia renal. Me empiezan a investigar y me encuentro que en el Hospital Italiano había cuatro casos de chicas que les habían inyectado sustancias de relleno con lo mismo, con hipercalcemia, con problemas en los riñones, y algunas hasta mayores, una chica estaba en diálisis...

Silvina pasó sus últimos años de vida entre terapia intensiva y salas de diálisis. Conectada a una máquina que le ayudaba a limpiar su sangre, utilizaba su Instagram para enviar mensajes a sus seguidores, interactuar y explicar su condición clínica.

En diversos momentos, en entrevistas varias, narró el calvario que vivía a la espera de un trasplante de riñón. Sus publicaciones en Instagram de ella conectada a la máquina en la sala de diálisis serían de las últimas. Falleció en 2023.

El mismo año, un modelo, conductor de televisión y estilista argentino, Mariano Caprarola, falleció también derivado de complicaciones renales por estragos similares. Las sustancias que le habían infiltrado le produjeron granulomas.

En Argentina ya se tenían largos antecedentes de afectaciones generadas por esas sustancias: años antes, otra modelo había muerto víctima de las mezclas que le inyectaron. Era Solange Magnano, quien deslumbró en foros públicos cuando en 1994, a sus 23 años, se coronó como miss Argentina. A partir de entonces las pasarelas de moda europeas se abrieron para ella. Después volvió a su país, se casó y se convirtió en madre de mellizos. Combinaba su tiempo en el cuidado de su familia y la conducción de su escuela de modelos en la ciudad de Córdoba.

En 2009 Solange viajó a Buenos Aires para someterse a un tratamiento estético para los glúteos. Le inyectaron silicona mezclada con polimetilmetacrilato, y murió. Los medios de comunicación, que en su momento dieron cuenta de su fallecimiento, registraron que el cuerpo "tenía silicona hasta en el cerebro". Que al introducir la aguja le habían inyectado en una arteria y siguieron pulsando.

En Colombia, en 2013, la actriz Sandra Viviana Brand falleció debido a las secuelas de un tratamiento estético en los glúteos. Sandra nació en Cali y a los 13 incursionó en la actuación en teatro; luego hizo cortometrajes y televisión. Colombia es otro de los países con mayor incidencia de personas afectadas por esas sustancias, como se detallará más adelante.

En Brasil, otro de los países donde se han popularizado las sustancias modelantes no absorbibles, Lygia Fazio, también modelo, presentadora de televisión e influencer murió a los 40 años, en junio de 2023, como consecuencia de los daños que le produjeron los implantes que le colocaron para aumentar los glúteos hacía tres años: eran de silicón industrial mezclado con resina de polimetilmetacrilato. La intervención estética se volvería tortuosa para ella, ya que al poco tiempo de colocados los implantes comenzó a padecer graves infecciones. Aunque se los retiraron, parte de esos tres kilos de relleno ya se había dispersado en otras partes de su cuerpo, lo cual le produjo cada vez más graves e imparables infecciones. Esto la obligó a pasar largas temporadas hospitalizada. Hasta un fatal derrame cerebral.

En aquellas etapas de tratamiento médico, en medio de la dolorosa batalla de su cuerpo, Lygia usaba sus redes sociales para enviar mensajes de alerta de los riesgos de estas sustancias: "Chicas, no pongan productos tóxicos en su cuerpo porque un día llegará el momento...", escribió en una publicación en Instagram. "Después de casi cuatro meses y muchas complicaciones, trombosis de cuerpo completo y embolia pulmonar, estoy bien, pero sigo en tratamientos". "Advirtiéndoles que no se pongan plástico en el cuerpo. Es muy bueno vivir... no te pongas estos productos en el cuerpo y hasta los mezclé pero no se mezclan. ¡El PMMA se hace con cánula y la silicona con jeringa! Ambos me lastimaron". En otra publicación compartió la imagen del daño que el silicón industrial había esparcido dentro de su cuerpo, con una parte ya necrosada. En el verano de 2023 falleció.

También en Brasil, en julio de 2024, Aline Ferreira, otra *influencer* que se sometió a cirugía para aumento de glúteos, falleció. De igual manera le habían aplicado polimetilmetacrilato.

De país en país se suman los casos de personas fallecidas por esta causa. De unas nos hemos enterado por su exposición mediática y porque lograron explicar los problemas de salud que las aquejaban a causa de tales procedimientos estéticos; en otros casos, solo supimos de ellas por su fallecimiento. La mayoría de las víctimas, no obstante, quedan y quedarán en el anonimato.

Estafas que se descubren años después

Cada vez son más las mujeres y hombres que públicamente exponen cómo les inyectaron sustancias de relleno sintéticas para moldear su rostro o su cuerpo y los daños que estas mezclas les han generado. Muchos más lo descubrirán tarde o temprano, debido a los prolongados periodos que pueden tomar para manifestarse.

Los médicos especialistas que tratan las enfermedades derivadas de estos procedimientos explican que el organismo reacciona ante cualquier cuerpo extraño y, desde el punto de vista inmunológico, hay una respuesta: el organismo se defiende mediante la inflamación, que puede ser aguda, crónica o de bajo grado. El médico Carlos Alberto Ríos, un cirujano plástico, estético y reconstructivo que, desde Colombia, se ha convertido en referente a nivel mundial en el tratamiento y cirugía para el retiro de biopolímero, explica:

> La respuesta al cuerpo extraño, como son las inyecciones de "biopolímeros", genera una destrucción de tejido alrededor, fibrosis, cicatrización, ataque y, para aislar esa sustancia, encapsula toda esa región. Esto hace que el sistema inmune, que actúa en todo el organismo, no solo ataque a estas sustancias, sino también al cuerpo mismo: se llama autoinflamación o autoinmunidad. Hay mecanismos diferentes: cuando hay autoinflamación, los pacientes se inflaman

> desde la cabeza hasta el dedo gordo del pie, y tienen síntomas diversos como caída de pelo, pérdida de memoria, alteración del estado de ánimo, depresión, ideas suicidas, ojo seco, dolores articulares, musculares, síndrome de colon irritable, y sigue la lista.

Varios médicos que en diversos países tratan a pacientes que han sufrido por los modelantes no absorbibles —a quienes consulté para esta investigación— explican que se trata de un problema que afecta a una gran cantidad de personas, pero muchas de ellas lo padecen en silencio, por vergüenza, ya que se suelen relacionar y etiquetar como enfermedades "de la vanidad", y a veces ni siquiera se lo comunican a su entorno más inmediato. Se las estigmatiza o rechaza, así que en muchos casos no buscan un tratamiento.

La tardía atención médica también puede deberse a que los síntomas pueden no ser visibles de inmediato ni a corto plazo. De hecho, se han presentado a buscar tratamiento personas a quienes se les inyectaron sustancias nocivas hasta tres o cuatro décadas atrás.

Los estudios sobre el problema que se han hecho en diversos países refieren que la visibilidad de los efectos adversos puede tomar semanas, meses, años y hasta décadas después de haberse inyectado esas sustancias dañinas o una mezcla de ellas. También, claro, estos daños pueden ser manifiestos y letales desde el momento de su aplicación: por ejemplo, si al momento de inyectar se toca un vaso sanguíneo y la sustancia viaja a los pulmones, esta ocasiona inmediatamente un embolismo pulmonar.

Una vez que la sustancia expone sus estragos, nada la detiene, y, mientras más tiempo pasa dentro del cuerpo, más lo lesiona. Tarde o temprano los rellenos sintéticos permanentes hacen sentir sus efectos negativos: generan daños en los tejidos en la zona donde la sustancia fue inyectada y se desplaza internamente; esto causa no solo inflamación, sino provoca infecciones y heridas internas difíciles de cicatrizar, las cuales pueden gangrenar y necrosar los tejidos.

Cocteles tóxicos

"Un cuerpo bello con solo algunas inyecciones", "glúteos perfectos sin cirugía, sin cicatrices", "resultados inmediatos", "hacerse el cuerpo a la medida", "un viaje hacia tu mejor versión", "rellenarse cualquier zona del cuerpo", "modelarse": pechos, glúteos, pantorrillas, párpados, pómulos, nariz, labios; del rostro a los pies y hasta las áreas genitales. La mayor ilusión para quienes están inconformes con su imagen corporal y quieren modificarse según el canon ideal de belleza, en ocasiones por influencia o presión de su entorno inmediato.

Mujeres y hombres afectados por modelantes con quienes hablé para esta investigación periodística relataron que sus parejas les sugerían y hasta les exigían "pechos y glúteos más grandes", "más volumen en los labios" y otros "aumentos", que con los rellenables se les ofrecieron como algo supuestamente "sencillo y sin complicaciones". O que ellas y ellos mismos quisieron aplicárselos para sentirse "más atractivos" a los ojos de sus parejas. Otras y otros también dijeron que querían parecerse a las celebridades de la televisión, a *influencers* o protagonistas de *reality shows*, y en ese intento de materializar su anhelo resultaron víctimas de engaño, estafas, y, todavía más grave, experimentaron consecuencias negativas para su salud, a veces inmediatas y letales, a veces a largo plazo.

Son inenarrables todos los daños que estas sustancias modelantes no absorbibles pueden generarle al cuerpo, haciendo que reaccione contra sus propias células frente a esas sustancias extrañas, ajenas, que busca expulsar sin lograrlo, lo que desencadena afectaciones múltiples de manera crónica.

La sintomatología dependerá del tipo de sustancia inyectada, la dosis, el nivel de infiltración y la reacción que cada organismo tenga a ella. Puede comenzar con el enrojecimiento de la piel, que puede ser la primera advertencia de dolor; luego, fiebres, la formación de granulomas, infecciones severas, quistes, abscesos, necrosis local, carcinomas, ulceración de la piel, necrosis de los tejidos, reacciones granulomatosas, endurecimiento, enfermedades autoinmunes como artritis reumatoide, lupus, esclerodermia, daño de órganos vitales.

Otros efectos de estas sustancias son el engrosamiento de la piel y tejido subcutáneo, pérdida parcial o total de la vista, daños cerebrales, neumonitis, linfedema, embolias, obstrucción vascular permanente, infartos, desfiguración, etcétera.

Los médicos especialistas que atienden estos casos intentan extraer las sustancias que con fines estéticos fueron inyectadas. Pero no siempre es posible hacerlo por completo. Depende del tipo de sustancia, de qué tan infiltrada esté y del grado del daño al momento de buscar atención médica. En algunos casos es tan severo que hay áreas del cuerpo con necrosis, lo que hace imposible llevar a cabo más procedimientos quirúrgicos.

Aunque es multifactorial y depende de cada organismo cuándo se harán visibles los daños, en México, médicos especialistas del Hospital General, quienes desde el área de Cirugía Plástica y Reconstructiva han estudiado y tratado clínicamente estas condiciones, han establecido tiempos promedio en los que las afectaciones por modelantes no absorbibles suelen hacerse visibles:

> Los daños por aceites vegetales como de soya, maíz y otros comestibles pueden hacerse visibles, en promedio, tres años después de que se inyectaron. Los aceites minerales para bebés, guayacol y aceites industriales, hasta cinco

> años después. El silicón de grado industrial puede manifestar sus laceraciones hasta 15 años después. En el caso de los biopolímeros, estos pueden presentar síntomas desde el momento de la inyección, o días, meses y hasta entre ocho o 10 años después de que se inyectaron al cuerpo.

El Hospital General es uno de los hospitales públicos que atienden a personas afectadas por sustancias modelantes sintéticas. Durante décadas ha recibido a mujeres y hombres de entre 17 y 73 años con infiltraciones en glúteos, mamas, piernas, caderas y rostro (mejillas, ojos, nariz, boca).

No existe una cura garantizada para estos padecimientos, y el tratamiento requiere un enfoque multidisciplinario que involucra medicina interna, reumatología, dermatología, cirugía general, cirugía plástica y reconstructiva, terapia física y de rehabilitación, psicología y nutrición.

El trabajo no solo se dirige a las y los pacientes, sino que también incluye a sus familias, quienes acompañan y participan en los cuidados que, en muchos casos, deberán mantenerse de por vida. Además, deberán recibir apoyo emocional y psicológico a lo largo de todo el proceso.

Al igual que el tratamiento físico, la atención a la salud mental de las personas afectadas por las secuelas de los modelantes es fundamental. Como explican los especialistas, muchos de los pacientes recurrieron inicialmente a estas sustancias por el desagrado con su imagen corporal.

Con el tiempo, el daño provocado por las sustancias nocivas se suma a este malestar.

Los procedimientos para tratar la enfermedad, asimismo, pueden implicar intervenciones que transformen de manera drástica el cuerpo, dependiendo del nivel de infiltración. Por ejemplo, quizá deba mutilarse alguna zona que ya está totalmente necrosada o remover órganos cuando las sustancias modelantes han causado estragos irreversibles.

Los procedimientos que los médicos llevan a cabo para tratar el padecimiento suelen requerir resecciones de las áreas afectadas, las cuales a menudo suelen ser deformantes y, en ocasiones, insuficientes, porque las sustancias pudieron migrar a regiones profundas del organismo, lo que lo vuelve intratable.

De la promesa estética al daño: historia de los rellenos modelantes

Moldear el cuerpo mediante rellenos es una de las prácticas más recurrentes en la búsqueda u obsesión por una imagen que se considera "perfecta", "de moda" o "en tendencia". También es una de las vías de modificación corporal a las que se someten mujeres y hombres desde hace décadas en todo el mundo, y puede ser de las más lesivas cuando se utilizan sustancias de relleno permanente, como las que ya se detallaron.

Antaño, la oferta se transmitía de boca en boca, en estéticas, gimnasios, spas y centros de belleza; incluso en los sitios más modestos, donde mientras te pintaban las uñas o te arreglaban el cabello no faltaba la estilista que te hablaba de unas "ampolletitas" que le habían llegado "a buen precio" y con las que podía hacerte "algún arreglito". La cadena de recomendaciones de amigas que ya se lo habían hecho y mostraban los aparentes "beneficios" reforzaba esta práctica; es decir, la recomendación era principalmente de primera mano.

Estas formas de publicidad persisten, pero, en tiempos recientes, con la expansión del comercio electrónico, sitios y plataformas web comercializan estos productos de país en país, y, mediante redes sociales, se emprende el marketing masivo de procedimientos "sin bisturí", "sin cicatrices", con "resultados inmediatos" y "a domicilio". Tan fácil como pedir una pizza por aplicación es adquirir sustancias de relleno permanente. El contraste son los riesgos y las graves consecuencias de aplicarlas o permitir su aplicación en el cuerpo.

A nivel mundial, el uso de sustancias "modelantes" data de siglos atrás; algunas se utilizaron inicialmente como prótesis o con fines terapéuticos antes de emplearse en procedimientos estéticos. Aunque históricamente algunas sustancias fueron incluso promovidas por médicos, en un contexto de ensayo y error clínico, sus afectaciones quedaron en evidencia.

Entre los casos más conocidos destacan las primeras aplicaciones del cirujano austriaco Robert Gersuny, a finales de 1890 y principios de 1900, quien utilizó parafina para inyectarla en el escroto de un paciente y reemplazar un testículo ausente; así como en la nariz de una niña para corregir una deformidad causada por un accidente con una silla de montar. Inicialmente, los resultados parecían aceptables, por lo que en muchos países se popularizó el uso de inyecciones de parafina y vaselina con fines estéticos. Sin embargo, pronto comenzaron a documentarse tumoraciones y diversas complicaciones a mediano y largo plazo.

También se experimentó el aumento de busto con bolas de cristal, marfil, telas en forma de bola y otros materiales, hasta que, con el auge de los plásticos el siglo pasado, se popularizó el uso de silicona mezclada con aceites. En Japón, durante las décadas de 1940 y 1950, se propusieron diversas fórmulas de silicona combinadas con otras sustancias para inyectarlas en senos; de entre estas destaca la popular "fórmula Sakurai", una mezcla de silicón con aceite de oliva que dio origen a otras combinaciones. Durante la ocupación estadounidense tras la Segunda Guerra Mundial, se documentó que a las mujeres que se prostituían con las tropas de ocupación se les inyectaban estas sustancias para "occidentalizar" su busto, para lo cual usaban un silicón industrial ingresado por el puerto de Yokohama.

La inyección directa de silicona, especialmente para el aumento de senos, se convirtió en un problema de salud pública conforme crecía su popularidad y se acumulaba evidencia clínica de su lesividad. En Estados Unidos, donde se popularizó en los años sesenta, la FDA, la agencia reguladora de alimentos, medicamentos y cosméticos, emitió prohibiciones y alertas por los daños documentados, alertas que continúan debido a que aún hoy esta práctica se sigue detectando en distintas ciudades.

Aunque las autoridades de varios países han prohibido la inyección de estas sustancias, su uso no se ha detenido y continúa realizándose de manera clandestina. En ciudades como Las Vegas, la inyección de silicona líquida alcanzó tal popularidad en los setenta que el estado de Nevada la tipificó como delito grave. Pero ni las prohibiciones ni las alertas han logrado erradicar esta práctica.

Desde hace décadas, se han estudiado las reacciones y los daños que generan estas inyecciones en el cuerpo. En 1964, médicos japoneses acuñaron el término "enfermedad humana por adyuvantes" para referirse a las afectaciones que producían la silicona y la parafina inyectadas en mamas, así como la silicona liberada por prótesis mamarias al romperse. En 1962, en Estados Unidos, se colocaron los primeros implantes de silicona para aumento de busto, cuyos materiales y rellenos han evolucionado con el tiempo, y que para ser usados deben cumplir con estándares médicos, certificaciones de calidad y ser colocados por profesionales calificados. Sin embargo, persisten los problemas relacionados con complicaciones, el uso indebido de implantes y el intrusismo de personas no capacitadas que practican este tipo de procedimientos.

Durante las décadas de 1960 y 1970, pese a la disponibilidad de implantes de silicona de grado médico y las alertas sanitarias, persistió la práctica de inyectar mezclas de silicón y aceites. Investigaciones pioneras en Latinoamérica fueron realizadas por el cirujano mexicano Fernando Ortiz Monasterio (1923-2012), considerado el "padre de la cirugía plástica y reconstructiva en México", quien alertó tempranamente sobre las complicaciones derivadas de aquellas inyecciones de sustancias industriales en diversas partes del cuerpo. En los setenta, publicó sus hallazgos tras tratar a 186 pacientes afectados y advirtió que estos materiales eran inyectados tanto por médicos como por personas no calificadas, y que las muestras analizadas mostraban adulteraciones con aceite y parafina.

Posteriormente, el destacado cirujano plástico Felipe Coiffman (1926-2018), considerado el "padre de la cirugía plástica y reconstructiva en Colombia", acuñó el término "alogenosis iatrogénica" para describir los daños causados por sustancias alógenas inyectadas, las cuales, años después de su aplicación, producían resultados desastrosos. En 2008, Coiffman publicó sus hallazgos luego de estudiar 342 casos, en los que identificó como principales sustancias dañinas a la silicona líquida, la parafina, el petrolato líquido, vaselina, biopolímeros y aceites minerales o vegetales.

En 2011, los médicos israelíes Yehuda Shoenfeld y Nancy Agmon incluyeron este tipo de casos en el espectro del síndrome autoinmune inflamatorio inducido por adyuvantes (ASIA por sus siglas en inglés), que puede desarrollarse en personas con predisposición genética tras la exposición a ciertas sustancias, tales como algunos materiales terapéuticos, ciertas vacunas o también aquellas usadas con fines estéticos.

En 2022, un grupo de médicos con amplia trayectoria en el tratamiento de pacientes afectados por las sustancias modelantes sintéticas expuso la necesidad de establecer una nomenclatura específica, para lo cual acuñaron el término de "enfermedad por inyección de rellenos sintéticos permanentes" (EIRSP). Este grupo, convocado por el comité de biomateriales de la Federación Ibero Latinoamericana de Cirugía Plástica (FILACP), destacó la ausencia de un protocolo de atención unificado a nivel mundial, a pesar de la alta prevalencia de personas afectadas.

Dicho grupo de médicos, conformado César Oliveros, Daniel Slobodianik, Fabián Pérez Rivera, Giovanni Betti y otros especialistas, publicó en la revista *Cirugía Plástica Ibero-Latinoamericana* parte de su protocolo y recomendaciones de tratamiento. Señalaron que actualmente no existe una conducta terapéutica unificada y que ciertos procedimientos quirúrgicos pueden incluso agravar la condición de las y los pacientes. Alertaron sobre el importante subregistro de esta enfermedad debido a la falta de interés de los gobiernos en recopilar datos y al miedo de las personas a enfrentar críticas o cuestionamientos sociales, lo que provoca que muchas sufran en silencio. Advirtieron, asimismo, que esta enfermedad constituye un problema de salud pública que afecta a todas las clases sociales, aunque impacta principalmente a la clase media-baja, donde muchas personas creen que "mejorar" su apariencia física les abrirá mejores oportunidades laborales, económicas o sentimentales, sin imaginar que pueden terminar con una enfermedad que las aísle, deprima, avergüence y les genere enormes gastos médicos.

Los especialistas destacaron la importancia de la prevención mediante la educación y la información sobre las graves consecuencias que conlleva la inyección de estas sustancias.

En Venezuela, el médico César Oliveros, especialista en cirugía plástica y reconstructiva, es uno de los profesionales con mayor experiencia en el tratamiento de personas afectadas por modelantes sintéticos permanentes. Desde inicios de los años noventa, cuando realizaba su residencia en el Hospital Universitario de Maracaibo, comenzó a atender casos de pacientes afectados, experiencia que continuó en su consultorio privado. "La incidencia fue creciendo. Empezamos a ver muchísimos más pacientes, y prácticamente mi consultorio se transformó en uno para pacientes con biopolímeros, dedicado a esta patología. Hemos operado ya casi a 4 mil pacientes de muchos países", comenta el médico entrevistado para este libro.

Millones de víctimas, contadas denuncias y procesos judiciales

Si a una persona le avergüenza compartir con su familia que padece síntomas de lo que podría ser una enfermedad por modelantes no absorbibles, esto la inhibe de acudir en busca de ayuda médica o en caso de acudir es rechazada. También es una realidad que en las unidades médicas públicas —salvo algunas excepciones— este tipo de patologías, consideradas "autoinducidas", no son una prioridad y que, incluso en el ámbito privado, son muy pocos los especialistas que las atienden. En consecuencia, la persona afectada difícilmente querrá denunciar a quien le inyectó estas sustancias —a veces con engaños o falsas promesas— y menos aún llevarlo a juicio.

En los casos en que se expone públicamente, pocas veces se avanza más allá de lo mediático, con coberturas que suelen adoptar un tono amarillista y desestimando que se trata de un problema de salud pública que, en muchos casos, implica lucro rapaz y responsabilidad criminal por parte de quienes comercializan o aplican estas sustancias a sabiendas de su lesividad. Así pues, estos cocteles tóxicos siguen comercializándose y se lucra a costa de la salud e incluso la vida de las personas.

Las alertas se encienden cada vez que el tema se vuelve mediático, particularmente cuando las personas afectadas son figuras públicas. En contadas ocasiones se inician procesos legales contra los responsables.

En México, han trascendido casos como el de Miriam Yukie Gaona Padilla, quien falsamente se ostentaba como cirujana y se dedicaba a inyectar sustancias como las ya mencionadas. Gaona hizo su negocio gracias a la popularización de las inyecciones de "modelantes" no absorbibles, conocidos como "biopolímeros"; estas sustancias eran utilizadas tanto en México como en Colombia, Venezuela, República Dominicana, Argentina, Perú, Chile y Ecuador. En México, durante los años noventa, se promovían estos "biopolímeros" o compuestos de aceites "llegados de Europa" o "de Estados Unidos", según se decía pomposamente, que incluso las personas se aplicaban por cuenta propia en muslos, glúteos, mamas o cualquier zona que desearan "mejorar".

En establecimientos promocionados como clínicas de belleza, spas o estéticas se ofrecía "modelar" cualquier parte del cuerpo. En reuniones de amigas, se incentivaba a que todas acudieran juntas a inyectarse, o bien la inyectadora llegaba a domicilio con demostraciones al estilo de aquellas que vendían productos de belleza por catálogo.

Gaona no era la única que hacía estos procedimientos en Jalisco. En otras entidades también había quienes los realizaban o las personas viajaban a otras ciudades o países para someterse a ellos. Muchas se los practicaban por cuenta propia, un "hágalo usted mismo": acudían a algún establecimiento a conseguir los productos, los mezclaban y luego se los inyectaban.

Varias personas afectadas por modelantes con quienes se habló para esta investigación terminaron inyectándose lo que tenían a mano: aceites, "vitaminas", silicón industrial... alguien incluso llegó a "rellenarse" con pegamento, del que se usa comúnmente en las manualidades, y finalmente necesitó atención médica de emergencia.

En el caso de las personas inyectadas por Gaona, ella aseguraba que las sustancias no les generarían daño. Se volvió tan conocida, popular y "recomendada" que se decía que llegaba a inyectar hasta a 100 personas por día, aplicándoles las sustancias y "rellenando" las partes del cuerpo que deseaban aumentar.

No todas las víctimas denunciaron, pero, de quienes lo hicieron, tan solo en 2002 la Procuraduría de Justicia de Jalisco inició 56 averiguaciones previas contra Miriam Yukie Gaona Padilla por los delitos de responsabilidad médica, lesiones y usurpación de funciones, según información obtenida de la actual Fiscalía.

Las lesiones que Gaona provocó fueron de enorme gravedad. Los medios la apodaron "la Matabellas". A algunas de sus víctimas las sustancias les escurrían por zonas visiblemente infectadas. Varias recibieron atención médica en hospitales públicos.

Más de dos décadas después, entrevistado para este libro, en Jalisco, el cirujano Rafael González recuerda cuando comenzaron a llegar al Hospital Civil aquellas afectadas por estos procedimientos. Sin embargo, no eran los primeros casos de personas dañadas por la inyección de sustancias nocivas: ya era habitual que llegaran hombres y mujeres afectados por haberse inyectado aceite de cocina, guayacol y otras mezclas para aumentar el volumen de alguna parte del cuerpo, o bien que se inyectaban en el abdomen para supuestamente bajar de peso.

González agrega que las víctimas de Gaona trascendieron públicamente porque fueron centenares de personas afectadas por la misma mujer y porque algunas decidieron demandarla, algo que, como se explicó, raramente ocurre.

"Llegaban con abscesos por los cuales comenzaban a supurar las sustancias. Fue una, y otra, y otra. Unas demandaron, otras no. Pero eran muchísimas las pacientes inyectadas. Creían en la magia, y no hay magia. En esas cuestiones estéticas se debe acudir con profesionistas certificados", dice el cirujano, quien atendió a algunas de esas víctimas.

"A la segunda paciente de las víctimas de Gaona que llegó al hospital le tuve que hacer una mastectomía, le puse prótesis y todo", recuerda el cirujano. Aquella paciente tenía 28 años y Gaona le había inyectado el busto. "Cuando la operé, tenía como unas bolitas blancas, puras bolitas blancas, como que se encapsulaba el aceite, esas mezclas aceitosas que le inyectó. Le realicé una mastectomía y le quité casi toda la mama. Estas pacientes ya traían el material infiltrado muy disperso por todos lados y a distintas profundidades".

Ni la amplia cobertura mediática que tuvo este caso frenó la práctica de inyectar o dejarse inyectar estas sustancias. Como refiere González, "parecería que a la gente se le olvida. A pesar de eso, pasan los años y se les olvida. Llegan otras diciendo 'es que me inyectaron…'".

La escasez de demandas legales contra los responsables de infiltrar estas sustancias nocivas —y ya prohibidas— es una realidad también en otros países.

Hace casi dos décadas, el cirujano Felipe Coiffman, profesor emérito de la Facultad Nacional de Medicina de Colombia, alertaba que eran millones las personas afectadas, aunque la mayoría permanecía en el anonimato.

En Colombia, un caso destacado por la batalla legal que emprendió la víctima —la cual se prolongó por años—, y porque permitió que muchas personas descubrieran que la sintomatología que padecían era consecuencia de los rellenos no absorbibles que les habían inyectado y acudieran a buscar atención médica, fue el de la modelo y presentadora Jessica Cediel. En 2009, en Bogotá, un médico le aplicó una sustancia para aumentar el tamaño de glúteos, asegurándole que era ácido hialurónico (sustancia reabsorbible), cuando en realidad se trataba de silicona líquida vendida bajo un nombre engañoso. Con esta falsa fórmula, muchas mujeres habían sido inyectadas y finalmente les generó alogenosis iatrogénica.

Cediel emprendió una larga batalla legal contra quien se la aplicó. En el juicio se incluyeron las referencias y testimonios de médicos como el doctor Coiffman, quien explicó:

> Estos biopolímeros se rodean de una cápsula, una especie de cicatriz interna. A veces ocurre a las pocas horas, a los pocos días, a veces años después. Hay un caso publicado en Noruega: 42 años después empezó a tener daños adversos. Comienza con dolor, molestias. Esas molestias van en aumento, el dolor crece, se vuelven incapacitantes. Más adelante, llega a necrosarse la piel, drenan, pueden emigrar localmente, a veces bajan a los muslos, a los genitales, a veces al recto.

En otros países también se han iniciado muy pocos procesos contra quienes inyectan estas sustancias.

En Estados Unidos, por ejemplo, en 2010 se detuvo a Josefa Sevilla, acusada de inyectar materiales tóxicos. Por aquellos años, en Nueva Jersey se detectó un mercado ilegal de inyectables cosméticos cuando muchas mujeres comenzaron a acudir a hospitales con infecciones avanzadas.

Así es como, principalmente, se detecta este mercado ilegal de sustancias prohibidas: cuando las personas, con lesiones ya avanzadas, acuden a los hospitales.

También en Estados Unidos, en 2012, en Miami, se detuvo y enjuició a Oneal Ron Morris, una mujer transgénero que se hacía pasar por cirujana, quien durante años inyectó en glúteos, senos, caderas y muslos una mezcla de silicona, pegamento, aceite mineral, cemento y sellador de llantas.

En 2018, en California, una mujer llamada Bertha Díaz fue sentenciada a 24 meses de prisión federal por inyectar sustancias prohibidas en los glúteos, las cuales migraron a la espalda, caderas y piernas de sus víctimas, quienes tuvieron que someterse a cirugías mayores de injertos de piel y procedimientos reconstructivos.

En la investigación de este caso participó la FDA junto con la Fiscalía de Estados Unidos. La documentación procesal indica que la sustancia había sido introducida ilegalmente desde México:

> Díaz nunca les dijo a sus clientes que el producto había sido introducido ilegalmente a los Estados Unidos desde México, que era un dispositivo médico no aprobado para su uso con fines estéticos y que no tenía licencia para realizar dichos procedimientos. Defraudó y engañó intencionalmente a sus clientes respecto a la seguridad de la sustancia y a sus calificaciones para utilizar el dispositivo contraban-

deado. A pesar de las quejas de sus clientes por lesiones, Díaz continuó inyectando la sustancia ilegal y de contrabando.

Otro caso sorprendente ocurrió a inicios de la década de 2010. En Filadelfia, una persona transgénero que se hacía llamar "escultora de cuerpos" y "la Miguel Ángel del arreglo corporal", Padge Victoria Windslowe, conocida también como "Black Madam" (por protagonizar un video de rap con ese nombre), fue acusada de inyectar silicón en habitaciones de hotel y en fiestas privadas.

Su caso llegó a la Fiscalía y tribunales estadounidenses cuando una de las mujeres a las que inyectó, Claudia Aderotimi, una bailarina británica, falleció, y otra, Sherkeeia King, fue hospitalizada con daños permanentes en glúteos, corazón y pulmones.

Los documentos judiciales narran una historia de terror, codicia e irresponsabilidad por parte de quien se presentaba falsamente como capacitada para realizar procedimientos de aumento de glúteos, "seguros y efectivos"; también, de ignorancia y falta de precaución por parte de sus víctimas, tentadas por los resultados rápidos y de bajo costo.

En los estudios forenses de Aderotimi se encontró silicón en tejido cerebral, pulmones, sangre, estómago, orina, hígado y corazón. Tuvo una dolorosa y cruel agonía. Desde que se le inyectó la mezcla —en la habitación de un hotel en Filadelfia— comenzó a quejarse de dolores en el pecho y dificultad para respirar, con un dolor cada vez más intenso al inhalar, hasta que empezó a jadear. Una de sus amigas, también presente y sometiéndose a las inyecciones, llamó desesperada al 911. Los paramédicos le administraron oxígeno y la trasladaron al hospital, donde falleció.

Durante años, Windslowe se anunció en internet como asistente médica con una década de experiencia, y practicaba inyecciones con mezclas de silicón industrial y otras sustancias a mujeres que asistían a sesiones privadas o fiestas organizadas para ofrecer procedimientos de aumento de glúteos, algunas en varias sesiones según el "paquete" contratado.

En una de esas fiestas, otra de sus clientas comenzó a experimentar temblores severos en el cuerpo, y la falsa médica le dijo que era "porque sus glúteos estaban estirándose", pero luego comenzó a escupir sangre. Al ser hospitalizada, le diagnosticaron daños en el corazón y pulmones debido una embolia pulmonar por silicón. Permaneció conectada a un respirador durante 20 días, tras lo cual recibió el alta con una enfermedad cardiaca de nivel tres y la necesidad de usar tanque de oxígeno durante semanas; quedó con daños permanentes en los glúteos, el corazón y los pulmones.

En las inspecciones al domicilio de Windslowe se encontraron recipientes con silicón industrial del tipo utilizado para fabricar cera de automóviles, champú, lubricantes y líquidos amortiguadores, que ella mezclaba en su licuadora para luego inyectarlo. Tras la aplicación, cubría las áreas de inyección con Krazy Glue y algodón, y les indicaba a sus clientas que no se sentaran durante varios días.

El caso Wesley Murakami: bioplastia y deformaciones

Uno de los pocos casos que a partir de varias denuncias han llegado a juicio es el ocurrido en Brasil con el médico Wesley Noryuki Murakami, quien, en su clínica "de belleza" en el estado brasileño de Goiás, realizaba procedimientos estéticos en el rostro conocidos como bioplastia facial. Para lo que definía como "armonización facial", inyectaba grandes cantidades de polimetilmetacrilato (PMMA) en sus pacientes. Decenas de personas, a quienes causó deformaciones con estos procedimientos, lo denunciaron judicialmente.

No es que se desconociera la lesividad del PMMA en el organismo: ya lo habían expuesto públicamente conocidas actrices e *influencers* antes de fallecer. Sin embargo, sigue siendo una de las sustancias más usadas en Brasil. Antes de las denuncias contra Murakami, ya se habían difundido otros casos de personas que, al acudir con distintos médicos o esteticistas, fueron inyectadas con esta sustancia, lo que causó daños irreversibles.

Uno de los casos más conocidos es el de Andressa Urach, modelo y presentadora de televisión, famosa por obtener el segundo lugar en el concurso Miss BumBum en 2012, un polémico certamen creado para "encontrar a la mujer con el trasero más atractivo". Tras someterse a numerosos procedimientos estéticos, le aplicaron PMMA en grandes cantidades, y en 2014 fue hospitalizada de gravedad, tras lo cual mostró en redes sociales las secuelas que le dejaron las sustancias. En 2015, relató a la BBC que comenzó a hacerse cirugías estéticas a los 21 años —nariz, liposucción, aumento de senos— y declaró: "Cuando comienzas ya no sabes cómo parar. Cualquier cosa que era pequeña se vuelve grande. Buscas la perfección. Yo buscaba el cuerpo perfecto".

Pese a que ya se conocían los daños del PMMA, médicos como Murakami continuaron utilizándolo. Promocionando su "estética facial y corporal" en redes sociales y en su sitio web, Murakami llevó a cabo procedimientos que causaron graves lesiones y deformaciones permanentes en muchas personas. Las víctimas debieron someterse a procedimientos dolorosos para intentar extraer la sustancia, aunque en la mayoría de los casos los daños fueron irreversibles.

En sus denuncias, las víctimas relataron que acudieron a la clínica para corregir "líneas de expresión" y que Murakami les mostraba fotos de supuestos "antes y después" para convencerlas de someterse a un procedimiento de "armonización facial". Una mujer relató que solo quería reducir las arrugas bajo los ojos y que Murakami la convenció de inyectarle PMMA en todo el rostro, lo que le provocó una deformación total. Luego, el médico le dijo que necesitaba aún más producto para obtener el "resultado deseado".

Otro de los procedimientos que más promocionaba era el tratamiento con láser CO_2 para eliminar manchas faciales. Varias pacientes declararon que, tras no ver resultados, Murakami las convencía de realizarse la "armonización facial", tocándoles la cara frente al espejo, denostando su apariencia y señalándoles supuestas imperfecciones. Una paciente narró que el médico le dijo que podía parecerse a Angelina Jolie y le mostró fotos de otras mujeres para persuadirla. Durante cinco horas le aplicó PMMA en mandíbula, sienes, pómulos y líneas de expresión. Ella misma le preguntó si era la sustancia que había dañado a "celebridades", y Murakami le aseguró que era "segura" si se usaba en "pequeñas cantidades", aunque él la aplicó en exceso.

Al regresar por la inflamación persistente, Murakami le dijo que era "normal" por tres meses, luego seis y, finalmente, un año, sin mejoría. La paciente terminó buscando corticoides y otros tratamientos sin lograr revertir las secuelas.

Las denuncias incluyeron casos de rellenos en labios, nariz, glúteos y piernas, que resultaron en infecciones graves, necrosis y deformidades. Una paciente sufrió quemaduras en los glúteos tras la aplicación de la sustancia y, al regresar con Murakami para que corrigiera las irregularidades, recibió una segunda inyección que le provocó dificultades respiratorias y la hospitalizó por infección severa. Otra paciente, tras inyecciones en glúteos y piernas, desarrolló infecciones, nódulos y asimetrías que fueron confirmadas mediante peritajes casi dos años después del procedimiento.

Varias víctimas reportaron que, al inyectarles PMMA en la mandíbula y el rostro, quedaban con hinchazón severa, sin poder comer ni gesticular, y el médico insistía en que era parte del proceso de recuperación, cuando en realidad se trataba de los efectos dañinos del producto.

La Policía Técnico-Científica de Goiás y peritajes médicos confirmaron que las víctimas presentaban deformidades permanentes: edemas, discromías, endurecimientos en pómulos, mandíbula y la región orbitaria. Durante años, Murakami realizó estos procedimientos, aun cuando sus pacientes le advertían del dolor y las deformaciones. Continuó con sus prácticas hasta que finalmente fue denunciado y procesado.

Se comprobó que desde al menos 2013 hasta 2019 Murakami realizó estos procedimientos, hasta que las autoridades judiciales lo declararon culpable de lesiones corporales graves y lo sentenciaron a nueve años de prisión. El Tribunal Superior de Ética Médica del Consejo

Federal de Medicina de Brasil ordenó su inhabilitación profesional, fallo que fue ratificado en febrero de 2024 pese a las apelaciones del médico.

Las sustancias del "cirujano zen"

En Perú, Cinthia Vigil, una destacada diseñadora de modas, hizo pública la demanda que presentó contra un médico cirujano, quien le inyectó en los glúteos un producto asegurándole que era "mejor" que el ácido hialurónico, que también se reabsorbía y que podría llevar "una vida normal". Cinthia recuerda aquellas palabras con las que él la convenció de someterse al procedimiento. Tiempo después, descubriría que "en realidad se trataba de un polímero, plásticos mezclados, no un producto que se reabsorbiera".

Cuando me relata su historia, Cinthia explica que no dudó de lo que el médico le decía: se trataba de un cirujano a quien conocía porque era amigo de su familia, uno de los que en Perú se promueven como "cirujanos de las estrellas". Cuenta que él solía visitar su casa y que, un domingo, durante un almuerzo familiar, le habló de ese producto asegurándole que se reabsorbía y que era "mejor que el hialurónico".

"Él iba a mi casa, sabía que había tenido dos hijas y decía: '¡Ay, amiga, ya no haces ejercicio!'".

Después de eso, le habló del producto.

"¿No serán esos productos de relleno que se quedan y causan problemas?", recuerda que le preguntó al cirujano.

Cinthia tenía el antecedente y testimonio de una joven que trabajaba en la cocina de su casa, quien se había colocado un producto maligno en las pantorrillas: "Recuerdo que ella sufría porque no podía caminar, y mi papá tuvo que llevarla al doctor por el dolor tan fuerte que sentía".

La diseñadora le compartió esa preocupación al cirujano. Pero él la tranquilizó: "¡No, no, no!, ¡cómo se te ocurre! Esto es lo más novedoso", le dijo. Además, aseguró, "el producto se anunciaba en televisión".

Al tratarse de "un cirujano con especialidad", no dudó de lo que le decía. "Era amigo, lo conocíamos. Además, él se vende como un médico espiritual en redes sociales, porque no te dice 'opérate', te dice 'armonízate'. Utiliza mucho el tema de la energía y se presenta como un doctor zen; entonces confié. Vi el producto en la televisión y confié, dije 'es verdad lo que me está diciendo'. Y, aparte, era caro, así que me pareció lógico".

Fue en 2021 cuando el doctor Fong, como se anuncia en redes sociales, le aplicó la sustancia. "Me puse la mitad de lo que él me sugería porque era muy caro, y pensé: 'Voy a probar y, si queda bonito, quizá más adelante'", recuerda. Él le decía que había "invertido" muy poco, que debió ponerse más.

Detalla que la anestesió, y supone que le aplicó la sustancia con una cánula, porque cuando se despertó tenía "unos huequitos".

Con el tiempo, empezó a notarse un bulto. "Me tocaba y sentía como unas bolitas pequeñas". Más tarde, acudió con otro médico para realizarse una lipoescultura y ahí descubrió que la sustancia que antes le habían infiltrado era un polímero.

"Se me hizo un bulto de tal manera que no podía ni mover la pierna. Nunca había sentido tanto dolor en mi vida, porque quema". Los dolores se volvieron insoportables y comenzaron las infecciones.

"Me sentí estafada. Él me había dicho que era lo mejor, que duraba un poco más que el ácido hialurónico, pero que también se absorbía. Pero es un producto que no se reabsorbe. Todos sabemos que cuando un producto ingresa al organismo y no se reabsorbe hace daño y comienza a afectar otros órganos".

Cuando las fiebres, dolores e infecciones se volvieron intolerables, explica, le informó al cirujano lo que estaba padeciendo.

> Cuando cuestioné a Víctor, le dije: "Me hice una intervención y ese bulto que me había quedado se me hizo inmenso". Ahí es cuando Víctor me dice: "Pero tú no te puedes ni poner una inyección de por vida". Le respondí: "¿Por qué no me dijiste?". Él no me informó nada. Le reclamé:

> "Tú estás poniendo este producto y no les dices a las chicas que no se pueden golpear, que no pueden ir al sauna, que no se pueden poner una inyección de por vida. ¡Te voy a denunciar!".

Posteriormente, él mismo le hizo otros nueve procedimientos para intentar retirarle la sustancia mediante aspiración con cánula, pero lo único que logró fue que se extendiera. Parte del producto migró de los glúteos hacia la región inguinal y la pierna, y le generó graves infecciones. Las fiebres altas evidenciaban la batalla que su organismo libraba contra esa sustancia, y a veces el líquido le escurría.

> Él me hizo nueve cirugías para intentar sacármelo. Me comuniqué con una *influencer* de Perú que recomendaba el producto en televisión, y le escribí contándole lo que me estaba pasando. Ella me contestó y me dijo: "Yo también casi me muero por ese producto que me colocó el doctor Fong". Me explicó que a ella él le había pagado la cirugía con un especialista en retiro de biopolímeros, y ahí entendí que me estaba dando vueltas con las nueve cirugías y que nunca iba a salir de esto. Fue cuando corté palitos [terminó su relación] con él y le dije: "Te voy a denunciar, me estás dañando, estás removiendo todo el producto y no está saliendo como debería, me estás arruinando la piel".

Las infecciones le provocaron fiebres muy altas y dolores extremos: "Sientes cómo quema", explica. El líquido se le pegaba a la ropa. Los daños físicos y emocionales cambiaron su vida para siempre.

Después buscó a un médico cirujano especialista en retiro de biopolímeros, y en los estudios clínicos se comprobó que la sustancia se había diseminado dentro de su cuerpo. Tendría que someterse a una cirugía con técnica "alas de gaviota", que implica una incisión abierta de cadera a cadera, para retirarle parte del producto. No había certeza de que pudieran retirarla por completo y, ante la migración de la sustancia, el riesgo de necesitar nuevas intervenciones permanece latente.

Este es también el motivo por el que, por ejemplo, la cantante mexicana Alejandra Guzmán se ha sometido a decenas de procedimientos para retirar los polímeros que le inyectaron años atrás. En general, las víctimas de estas sustancias requieren numerosos procedimientos de extracción, los cuales no garantizan el retiro total y dejan secuelas de por vida.

Le pregunto a Cinthia cómo ha sido lidiar con esas sustancias dañando su cuerpo. Pausada, triste, reflexiva, me comparte su experiencia:

> Terminé con un corte de piel de cadera a cadera para retirarme el producto. Ahora te lo cuento y ya no lloro, porque lo he repetido muchas veces y lo he asumido. Asumí

> mi responsabilidad por haber confiado en el doctor, y esa es la parte donde digo "tengo que hacerme cargo". No me puedo derrumbar porque tengo dos hijas. Cuando salí en televisión a denunciar, muchas personas me escribieron con testimonios similares: "Tengo 22 años, me puse este producto y ahora me lo tengo que sacar y me da vergüenza". Para mí ha sido traumático. He tenido que tratarme con psicólogos y tomar pastillas para dormir. Y no es solo lo físico, el aspecto es lo de menos, lo horrible es el dolor, porque es muy doloroso, o el hecho de estar trabajando y que se me pegue el vestido porque me está saliendo pus de las piernas.

La vida de Cinthia cambió para siempre. Tiene restricciones y cuidados que deberá procurar de por vida: "No puedo ponerme una inyección en esa zona nunca más. No puedo correr ni hacer ejercicio de alto impacto. Yo siempre fui deportista, corría maratones, y de pronto que te digan que no puedes correr es un golpe muy fuerte, especialmente para alguien que ha hecho ejercicio toda su vida. Es frustrante".

Además, debe estar siempre atenta a cualquier síntoma que indique que la sustancia sigue afectándola:

> Cuando terminó la cirugía de retiro de biopolímeros, el doctor me dijo: "He retirado el 70 u 80% de la sustancia". Lamentablemente, al intentar sacarla con cánulas, como lo

> hizo el cirujano que me la colocó, la sustancia se desplazó y se esparció. Incluso tuvo que cortar parte de la pierna en la parte frontal porque la sustancia se había movido y eso había provocado una infección. El doctor me indicó que debo colocarme hielo constantemente, no caminar demasiado, no hacer mucho ejercicio y que, si en algún momento presento una infección, será necesario volver a operarme.

Al saberse víctima de una estafa que le dañó la salud y cambió su vida, decidió acudir a tribunales y posteriormente exponer su caso en redes sociales y en medios de comunicación en Perú:

> Salí en televisión porque pensé: "Esta demanda va a durar mucho tiempo y nadie me hace caso". Decidí advertirles a otras personas que el doctor había puesto este producto, para que se cuiden, porque podrían terminar con una infección que las lleve hasta la muerte. Me escribieron personas contándome que vivieron lo mismo, que firmaron para no denunciar y recuperar su dinero, que tuvieron que operarse en el extranjero o que les daba pena contarlo.

Hoy libra una batalla por su salud y en el ámbito legal, convencida de que "tenía el derecho de saber qué era esa sustancia". Cinthia concluye:

> Con mentiras me la puso. Eran plásticos mezclados. Si me hubiera explicado qué era y las consecuencias, nunca hubiera aceptado. Lo que me molesta es la mentira y la falta de información. Me dijo que se reabsorbía, que era un buen producto, y confié en él. Siento que se debe hacer justicia, y si salí a exponer mi caso fue para ayudar a otras mujeres a tomar conciencia, porque la salud es lo que más deberíamos apreciar y atesorar.

Cuando la entrevisto, la demanda presentada por Cinthia Vigil contra el cirujano que le infiltró aquella sustancia dañina sigue su curso en los tribunales de Perú. El mismo cirujano ha sido denunciado por otros procedimientos, uno de los cuales terminó con la muerte de una paciente, como se describirá en las páginas siguientes.

La lucha legal frente a un problema que parece interminable

En 2012, Venezuela fue el primer país en prohibir formalmente la venta y utilización de biopolímeros o cualquier tipo de inyectable sintético, tras años de lucha de muchas víctimas que hicieron pública su situación y crearon la organización No a los Biopolímeros, que aún existe. Contaron con el acompañamiento y la atención clínica de médicos cirujanos pioneros en el tratamiento de las enfermedades derivadas de su uso en ese país: César Oliveros y Daniel Slobodianik. Ambos continuaron atendiendo a pacientes dañadas por biopolímeros y se convirtieron en referentes a nivel mundial. Así conformaron el grupo de expertos que, en 2022, publicó su protocolo y recomendaciones para el tratamiento de la EIRSP.

Con la prohibición decretada en 2012 en Venezuela, se instó también a los hospitales a operar a los pacientes afectados y retirarles las sustancias de relleno sintético permanente. Asimismo, se creó un mecanismo con la fiscalía de ese país para recibir denuncias en las que se identificaran los locales o establecimientos donde se inyectaban tales sustancias, activándose procedimientos de indagatoria judicial.

El mismo año en que se hizo oficial la prohibición, el Ministerio de Salud de Venezuela censó a 17 mil personas (mujeres y hombres) que buscaban tratamiento para esta enfermedad.

En el vecino Colombia, otro país con alta incidencia de personas afectadas por modelantes sintéticos permanentes —ya reconocido como un problema de salud pública—, en marzo de 2023 se aprobó una ley contra el uso de biopolímeros, con la que también se ordenó al Ministerio de Salud y Protección Social incluir en el Plan de Beneficios en Salud el diagnóstico, tratamiento, rehabilitación y procedimientos para el retiro o manejo de biopolímeros no autorizados. La ley contempló la cobertura de medicamentos, así como tratamientos de salud mental y apoyo psicosocial para las víctimas.

Que el Congreso colombiano aprobara una ley de esta naturaleza no fue fácil: fue el resultado de una larga lucha de algunos médicos que, durante años, buscaron concientizar sobre la enfermedad provocada por los inyectables sintéticos permanentes y los múltiples padecimientos que generan.

Los médicos que han expuesto públicamente las afectaciones de estos inyectables no han estado exentos de recibir amenazas de quienes se han beneficiado —y se siguen beneficiando— de la producción, comercialización, distribución y aplicación de biopolímeros o, en términos generales, inyectables sintéticos permanentes: lo que algunos llaman "el cártel de la estética".

De este problema, de las amenazas sufridas y del riesgo de denunciar públicamente el mercado ilegal de inyectables sintéticos permanentes y el intrusismo en cirugía plástica y estética, me habla el médico cirujano Carlos Alberto Ríos, uno de los principales impulsores de la ley contra los biopolímeros en Colombia.

Cuando lo visito en su clínica en Cali, lo primero que llama mi atención son los guardaespaldas y los filtros de seguridad para acceder. Las asistentes me piden el pasaporte o la cédula de identidad. "Muchos filtros", pienso, para poder conversar con el cirujano con quien previamente había sostenido numerosas llamadas y conversaciones por mensajería, tras conocer que es uno de los médicos con mayor experiencia en cirugías de retiro de biopolímeros. Más adelante comprendería el porqué de esas estrictas medidas de seguridad.

En Colombia, varios expertos con los que conversé para conocer más sobre este problema me citaron en lugares peculiares y con muchas precauciones. Andan con sigilo y a veces hablan en voz baja de una situación que es *vox populi*, pero que pocos se atreven a denunciar públicamente porque hay muchos intereses en juego.

Cuando confirman mi identidad, espero en una salita blanca a que el doctor Ríos termine sus consultas. Me explica que, desde 2014, en un congreso mundial realizado en Panamá, comenzó a buscar concientizar a las autoridades de salud sobre el calvario que enfrentan las personas afectadas por estas sustancias. Se habló con legisladores, se expuso en múltiples foros del ámbito clínico y, años después, se emprendió la campaña “Ni Una Más con Biopolímeros”, a la que se sumó la modelo y actriz Elizabeth Loaiza, víctima de estas sustancias (cuando tenía 25 años, al interior de un departamento en Cali, le fueron inyectadas). Elizabeth se convertiría en vocera y activista de la campaña.

Reconocida como ganadora del Miss Mundo Colombia (2006) y portada de revistas internacionales, Loaiza habló públicamente de su situación para concientizar a otras mujeres. Impulsaron foros en los que participaron muchas otras víctimas que expusieron su situación ante los legisladores. Finalmente, el Congreso colombiano atendió el problema y aprobó la ley.

En su natal Colombia, el doctor Ríos ha vivido y padecido amenazas y riesgos por denunciar públicamente, desde hace años, el intrusismo en la medicina estética y el poderoso mercado ilegal de los inyectables sintéticos permanentes. Este cirujano, reconocido a nivel mundial por su experiencia en el tratamiento de pacientes afectados por biopolímeros, también funge como perito en cirugía plástica, capacitando a fiscales y peritos criminales que llevan las investigaciones de estos casos.

Su incursión en el tratamiento de esta patología data de 2002, cuando realizaba su especialidad en Cirugía Plástica, Estética y Reconstructiva en el Hospital Santa Casa de Misericordia, en Río de Janeiro, Brasil. Ahí por cinco años atendió a pacientes que ningún otro médico, ni público ni privado, recibía por la complejidad de la enfermedad. De vuelta en Colombia, desde Cali, continuó con este trabajo.

Esta ciudad, conocida como "la capital de la salsa", es también destino principal del turismo estético, tanto que algunos la llaman "la capital de la cirugía plástica". Desde hace años, se ha convertido además en uno de los principales destinos mundiales para intervenciones quirúrgicas de retiro de sustancias de rellenos sintéticos permanentes, que ya no se consideran procedimientos de índole estética, sino reconstructiva.

Carlos Alberto Ríos es de los cirujanos más requeridos por su experiencia en este ámbito. Las nacionalidades de sus pacientes forman una geografía de los biopolímeros: australianas, europeas, asiáticas, canadienses, estadounidenses, latinoamericanas, muchas mexicanas… Personas que se sometieron a inyecciones de estas sustancias en sus países y que hoy son testimonio de cómo los mal llamados "biopolímeros" han estado disponibles en el mercado global de forma abierta y encubierta.

Me explica que, en ciudades de clima cálido, las personas suelen inyectarse en los glúteos; en el caso de mujeres, también en los senos. En ciudades frías, suelen hacerlo más en el rostro. Incluso dentro de un mismo país varía por regiones: en Miami y Los Ángeles predominan glúteos y senos; en Nueva York, el rostro. En Río de Janeiro, glúteos y senos; en São Paulo, rostro. En Cali, senos y glúteos; en Bogotá, rostro.

En la clínica, las enfermeras caminan ajetreadas, atendiendo a pacientes de todo el mundo, algunas de las cuales requieren cuidados especiales. Una de ellas, llegada de Rumania, había sido intervenida quirúrgicamente días antes y caminaba con dificultad, acompañada de una mujer que sostenía sus drenajes y le servía de traductora, mientras yo esperaba para la entrevista.

La memoria del doctor Ríos es una enciclopedia de sustancias inyectables. "Se cree que este problema viene de países del tercer mundo, pero la historia de los biopolímeros comenzó en 1898 en Europa", comenta.

Comenzó en Europa con la inyección de parafina de velas derretida, la que produjo numerosas complicaciones. Se documentó en libros de cirugía plástica de la época cómo tratar esas complicaciones. La parafina causaba nódulos conocidos como parafinomas. Luego inyectaron cera de abeja, cera de oveja, caucho molido, bolsas plásticas… cualquier cosa.

Durante la guerra, Estados Unidos enviaba silicona líquida industrial para impermeabilizar portaaviones y tanques. Los soldados robaban galones de silicona y se la inyectaban a mujeres orientales, pues a los soldados les atraían los bustos grandes, según su concepto de belleza. Esto pasó desapercibido entre los horrores de la guerra, pero al regresar a Estados Unidos, el problema viajó con ellos. En los sesenta, más de 10 mil mujeres fueron inyectadas con silicona industrial en los senos, hasta que se declaró una alerta sanitaria y transportar silicona líquida en estados como Nevada llegó a considerarse delito grave.

Después de esa oleada, llegó la fama del gel de poliacrilamida; luego llegó el PMMA, el polimetilmetacrilato, producido como microesferas; luego combinado con colágeno, y con muchos nombres que van mutando como un camaleón. Fue un médico alemán quien llevó a Brasil los rellenos de polimetilmetacrilato que se utilizaban para tratar la lipodistrofia que padecían los pacientes con VIH como efecto secundario de los cocteles de medicamentos.

Los pacientes que recibían esos cocteles para el VIH se ponían muy mal; hoy en día, los nuevos medicamentos ya no producen ese efecto, pero quedó la licencia. Y como se inyectaba en rostros, empezaron a inyectarlo en otras partes del cuerpo. Incluso existe una asociación brasileña de bioplastia y se realizan congresos mundiales sobre el tema. Los cirujanos plásticos de la Sociedad Brasileña de Cirugía Plástica inyectan polimetilmetacrilato, procedimiento que se conoce como bioplastia.

Actualmente lo siguen haciendo. Yo estuve hace unos meses en la Jornada Carioca de Cirugía Plástica, donde hubo una reunión de toda la junta directiva; al parecer, se pronunciaron en contra de su uso y enviaron el caso al Ministerio de Salud. Este, a su vez, lo remitió al Consejo Federal de Medicina, que emitió una recomendación a la Agencia Nacional de Vigilancia Sanitaria [equivalente a la FDA de Estados Unidos] para que retire del mercado el polimetilmetacrilato. Sin embargo, se trata de una industria que mueve mucho dinero, y el *lobby* político que ejerce es muy fuerte.

Después del polimetilmetacrilato han llegado otras sustancias y siguen apareciendo productos nuevos; continúan inyectando cualquier cosa. En el mercado negro circulan muchas de estas sustancias con distintos nombres, y solamente nos damos cuenta de sus complicaciones años después.

Cuando le pregunto cuál ha sido su caso más difícil, menciona, sin dudar, a Viviana, una paciente trans hondureña de 50 años, residente en Estados Unidos, que llegó a su clínica en 2022 con el cuerpo completamente deformado tras 25 años de haber recibido inyecciones de biopolímeros en rostro, tórax, mamas, espalda, brazos, glúteos, muslos y pantorrillas. Las infecciones extremas y las áreas necrosadas reflejaban el deterioro interno de su organismo. Viviana, con niveles de hemoglobina y daño renal incompatibles con la vida, logró llegar a Cali pese a su gravedad.

Sus heridas eran tan severas que parecían quemaduras de tercer grado. Era inoperable, y en la clínica se le aplicó un exhaustivo tratamiento clínico y de control del dolor, con apoyo gratuito por parte de Ríos y otros médicos. Tras meses de cuidados, Viviana mejoró sus niveles nutricionales y pudo regresar a Honduras en enero de 2023, donde siguió recibiendo cuidados médicos, pero falleció en febrero por una hemorragia en el tracto digestivo. La mitad de su vida la vivió con sustancias que terminaron destruyendo su organismo.

Durante su estancia en Cali, Viviana decidió contar su historia para generar conciencia: "Yo les pido a todas las chicas que dejen de hacerse estas cosas porque es un riesgo para su salud. Tal vez lo hacemos por ignorancia o por cosas que no tienen sentido. A todas las que viven en una vanidad que no es realidad, eso no es realidad".

Ríos menciona otros casos difíciles: "Pacientes hombres con inyección en el pene, que terminan requiriendo amputación. Pacientes trans que, tras inyectarse 10 o 12 litros de sustancias en condiciones precarias, llegan con heridas, fístulas e infecciones. Para uno como médico, siempre es duro decir que no se puede hacer nada".

Mi llegada a Colombia para entrevistarlo ocurre dos años después de la aprobación de la ley contra los biopolímeros en ese país. Originalmente, me explica, la ley contemplaba incluso la extinción de dominio para clínicas, consultorios o establecimientos clandestinos que inyectaran estas sustancias, además de penas severas, pero durante el proceso legislativo se fue debilitando: "Se le quitaron muchos detalles porque el mercado negro tiene mucho poder, influencia política... Es un mercado muy complejo".

—¿Lo han amenazado? —le pregunto, aludiendo a los guardaespaldas.

—Sí, incluso antes de la ley había persecución de intrusistas que hacen medicina estética. Con la ley, la industria que produce estas sustancias también me ha amenazado directamente. Hemos recibido llamadas, mensajes, situaciones... Por eso tomamos precauciones: seguridad armada, carro blindado. Es distinto aquí, pero México o República Dominicana no están tan lejos en esto. Nos estamos metiendo con gente peligrosa. Hubo un tiempo en que era más activista, ahora estoy más resguardadito.

—¿Es una mafia?

—Sí, es un mercado que mueve muchísimo dinero, con mucha gente poderosa: el "cártel de la estética". Es una situación complicadísima.

Además de impulsar la ley contra los biopolímeros, Ríos y otros cirujanos plásticos de la Sociedad Colombiana de Cirugía Plástica, Estética y Reconstructiva imparten conferencias y charlas de orientación a fiscales y peritos que investigan denuncias por procedimientos estéticos con o sin bisturí.

—¿Cuál es la situación actual con los biopolímeros en Colombia, un país con alto turismo médico estético, clínicas certificadas y, a la vez, un problema de intrusismo?

—El problema es igual al de México, Brasil e incluso Estados Unidos: personas sin formación en cirugía plástica realizan procedimientos estéticos. Las complicaciones son las mismas en todas partes. En cuanto a biopolímeros, el mercado negro ha crecido de forma exponencial. El panorama es desolador.

Turismo estético y "clínicas de garaje"

Aunque varios países ya cuentan con prohibiciones vigentes sobre los inyectables sintéticos permanentes, el mercado ilegal sigue comercializando estas sustancias.

En Cali, valiéndose del celular y de aplicaciones de mensajería instantánea, incluso los taxistas suelen actuar como intermediarios para ofrecer el contacto de "una amiga" que, a "precios baratos", puede "quitarte las patas de gallo", "hacerte los labios" o "ponerte esa *vaina* que te quita las arrugas".

Basta con preguntarle al taxista si puede llevarte a alguna clínica estética.

Acostumbrado al turismo mexicano que llega en busca de estos procedimientos, el conductor, Álex, pregunta: "¿Qué se quieren hacer? Porque yo tengo una conocida que aplica lo que es en la cara, en los labios, yo les puedo recomendar a una compañera que hace los labios, rellena arruguitas para borrarlas. Ella no cobra caro porque tiene su propio lugar. Acá, por ejemplo, entre más al sur [de la ciudad], más costoso, y es lo mismo, solo que es un estrato más alto. Ya si se quieren hacer la colita, la lipo, eso sí no. Para eso sí recomiendo hospital, y le puedo llevar a los que conozco. Pero si quieren algo en la cara, allí sí les doy el número de mi compañera, le dicen 'vea, quiero que me saque las patitas de gallo' y ella ya les dice cuánto cuesta. Habría que agendarle", precisa mientras proporciona el número telefónico.

Álex es robusto, de piel blanca tostada por el sol, con unos ojos rasgados color miel que se entrecierran cuando frunce el ceño, encandilado por el radiante sol de primavera mientras conduce. Es platicador y dice que "le caen bien los mexicanos". Cuenta que muchos llegan en busca de turismo estético, de rumba de fin de semana y de "otras vainas"; le gustan los tacos, y a veces los prueba en las taquerías que se van haciendo populares, sobre todo rumbo al vecino municipio de Jamundí.

Mientras avanza entre las motocicletas que inundan las calles de Cali, Álex enumera clínicas por nombre y tipo de procedimiento, las costosas y las económicas, y vuelve al tema de su "amiga Marisa", quien "lleva ya su tiempo inyectando". Dice que le ha recomendado "muchas mexicanas" que suelen llegar por turismo estético. "También caballeros, cada vez vienen más, y uno los va llevando según lo que quieran hacerse", cuenta.

Marisa tiene como vía de contacto WhatsApp. Álex me recomienda que, al llamarla, le precise que fui referida por "Álex, el amigo del taxi".

En Cali existen hospitales, clínicas y consultorios para procedimientos plásticos y estéticos, así como lugares para tratamientos sin bisturí de todo tipo: serios, certificados, legales y supervisados. También hay otros muy conocidos por su promoción a través de *influencers*, y aquellos que, en la zona sur de la ciudad, se presentan como lugares de lujo cuyos médicos se exhiben en redes sociales como "hacedores de princesas", con fotos y videos de *misses*, *influencers* o cantantes de moda, posando en autos de superlujo y viajes fastuosos, vinculando ese "éxito" con su labor, como parte de su mercadotecnia.

Existen también quienes se anuncian desde establecimientos más modestos. Los hay certificados y supervisados por las autoridades, pero también aquellos que operan únicamente a través de redes sociales o aplicaciones y practican procedimientos en lugares sin letreros ni avisos que los identifiquen como establecimientos de estética, ya que no están registrados. Popularmente, se los conoce como "clínicas de garaje", sitios clandestinos.

Algunos cirujanos plásticos, estéticos y reconstructivos certificados consideran que el término "clínica de garaje", usado en las notas de prensa y de forma coloquial en el Caribe y América Latina para referirse a sitios sin infraestructura mínima ("clínica patito", también, en México), genera confusión. Para ellos no existe ninguna "clínica", sino que se trata simplemente de un sitio clandestino, acusa uno de ellos.

Aunque la práctica de inyectar biopolímeros y otras sustancias sintéticas de relleno —ya prohibidas— no se ha detenido, en Colombia, la entrada en vigor de la ley les ha dado herramientas a los fiscales para procesar todas aquellas denuncias presentadas por personas afectadas, como pude constatar en reuniones con fiscales donde hablaron de los casos en investigación.

Uno de los problemas es que estas sustancias se inyectan en domicilios particulares o en lugares donde la autoridad no tiene supervisión, como sucede también en México y Estados Unidos, donde se realizan incluso en cuartos de hotel. Al no identificarse como clínicas, estos espacios no son supervisados.

A nivel global, de forma riesgosa, estas sustancias se están popularizando cada vez más para modificaciones faciales.

El médico Julio César Villamizar, especialista en cirugía facial con 30 años de experiencia, me explica esta problemática:

> A mi consultorio [también en Cali] llegan constantemente personas que han sufrido con algunos médicos o con personas que ni siquiera son médicos, que les han hecho procedimientos como rinomodelaciones, algo que se ha vuelto muy frecuente con inyectables sintéticos en nariz y labios. Les ponen cualquier cantidad de sustancias que no son compatibles con el organismo. Desafortunadamente, vemos resultados muy tristes, con complicaciones de por vida que causan deformidades o personas que pierden la vida.

El problema, acota Villamizar, no se limita al uso de sustancias sintéticas; incluso cuando se trata de sustancias "autorizadas" (reabsorbibles), que a veces son aplicadas por personas ajenas al sector clínico.

> A veces las aplican personas que no están preparadas y no saben cómo responder a una complicación. El problema es que están al alcance de muchas personas que no tienen relación con el ámbito médico y van aplicándolas en cual-

quier parte. Una de las complicaciones más severas ocurre cuando las aplican cerca de los ojos, porque, si entran a un vaso sanguíneo, pueden migrar y causar daño cerebral, o llegar a los vasos de la retina y provocar ceguera.

Yo les diría a las personas que, de entrada, por ningún motivo se pongan biopolímeros. Desafortunadamente, de manera inescrupulosa, quienes los inyectan suelen asegurarles que son otras sustancias.

Las alertas y la atención pública a víctimas de modelantes en México

En 2023, en México, la Cofepris, la autoridad encargada de la prevención de riesgos sanitarios, alertó sobre el aumento de casos de pacientes afectados por someterse a procedimientos invasivos en los que se usaron sustancias modelantes no absorbibles y no biodegradables.

En abril de 2024, el Congreso mexicano determinó prohibir y sancionar la aplicación o infiltración hipodérmica de sustancias modelantes con fines estéticos que resulten nocivas, tóxicas o peligrosas para la salud, tales como "silicona líquida, aceites minerales, aceites comestibles, aceites de automóvil, grasas vegetales o animales, cemento óseo, biopolímeros orgánicos o sintéticos, o cualquier sustancia no apta para uso humano". Esta prohibición incluye la aplicación de dichas sustancias mediante procedimientos quirúrgicos invasivos o no invasivos, a través de inyecciones, infiltraciones hipodérmicas o cualquier otro procedimiento, cuando se trate de sustancias modelantes no absorbibles o no biodegradables que puedan dañar, afectar, lesionar o poner en riesgo tejidos, órganos, extremidades o sistemas del cuerpo de las personas, ya sea de forma temporal o permanente.

En octubre de ese mismo año, la Cofepris emitió una alerta sanitaria para advertir a la población sobre los riesgos de adquirir o utilizar inyectables que se comercializan a través de sitios web, plataformas de venta, redes sociales, tiendas de autoservicio o distribuidores independientes, y que se publicitan como tratamientos para aumento de glúteos, liposucción sin cirugía, liporreducción, cocteles antiobesidad o "tratamientos superreductivos intensos". Estos productos suelen ofrecerse en ampolletas, cremas, geles y cápsulas.

Si bien la prohibición de la comercialización de estas sustancias lesivas así como las alertas emitidas por las autoridades sanitarias de cada país son pasos fundamentales, también es indispensable que se verifique su cumplimiento. Lo más importante es que las personas atiendan a las advertencias tanto de las autoridades como de quienes han padecido los estragos de estos productos.

Acceder a tratamiento médico para combatir los daños que generan en el cuerpo las sustancias modelantes no absorbibles o sintéticas permanentes implica costos que muchos no pueden cubrir, considerando además que las secuelas pueden requerir atención de por vida.

En México, el Hospital General, donde el ya mencionado doctor Ortiz Monasterio fundó el Departamento de Cirugía Plástica y Reconstructiva, ha atendido desde hace décadas a pacientes afectados por esta patología. Con el tiempo, este hospital público se convirtió en un centro de referencia para quienes presentan complicaciones por la inyección de sustancias modelantes.

Aunque los registros de las afectaciones por modelantes tienen ya larga data, no ha sido posible obtener el número total de pacientes atendidos en el sector público desde que iniciaron a tratarlas. Ello se debe a que los sistemas de registro clínico han cambiado con el tiempo y no todas las instituciones han digitalizado sus datos.

De los registros que aún se conservan, se desprende que a partir de 1999 —año en que el Hospital General de México conformó un equipo para la atención multidisciplinaria requerida— y hasta 2010 se atendió a 504 pacientes con enfermedad por modelantes. Y para el periodo de 2011 a 2025, el Hospital General de México había atendido a más de mil pacientes con lesiones o enfermedad por modelantes, según las cifras obtenidas para esta investigación.

Asimismo, desde las décadas de 1980 y 1990, más personas afectadas por modelantes sintéticos no absorbibles han recibido atención en el Centro Médico La Raza, uno de los complejos hospitalarios más importantes del país.

Ante la creciente incidencia de este problema, el Instituto Mexicano del Seguro Social (IMSS) desarrolló, en 2010, su *Guía práctica clínica. Abordaje diagnóstico de la enfermedad por adyuvantes en humano*. En ella se explica que el manejo de la enfermedad por adyuvantes —como la denomina en esta institución— es multidisciplinario e involucra especialidades como la medicina interna, la reumatología, la cirugía general, la cirugía plástica y reconstructiva, la terapia física y rehabilitación, la psicología, la nutrición y el trabajo social, además de la educación de pacientes y familiares.

La larga lista de especialidades involucradas es proporcional a la complejidad de los daños que estas sustancias generan en la persona afectada: en su cuerpo, en sus emociones y en su salud mental.

El Instituto Nacional de Ciencias Médicas y Nutrición Salvador Zubirán también ha atendido a pacientes con lesiones o enfermedad por modelantes. El tratamiento incluye debridación de la herida, administración de antibióticos en casos de infección asociada, manejo de complicaciones secundarias y cirugías reconstructivas —cuando ha sido posible—.

Uno de los problemas que limita la atención de esta enfermedad en el sector público de la salud en México es que no todos los hospitales hacen el diagnóstico pertinente. Muchos hospitales y unidades médicas desestiman los casos argumentando que no es prioritaria la atención de esta enfermedad, al considerarse "no esencial" por tratarse de la "introducción de sustancias con fines cosméticos".

Esto lo pude constatar durante mi investigación al indagar en hospitales de todo el país y en cada entidad sobre el número de pacientes atendidos por esta enfermedad.

El hecho de que se la clasifique coloquialmente como "enfermedad de la vanidad" o "por vanidad" estigmatiza de antemano a las personas perjudicadas que intentan buscar atención médica. En contraste, el riesgo que representa dicha enfermedad es una realidad que va en aumento.

Polímeros disfrazados

Jenni tiene un *nail bar*. Le gusta hacer decoraciones, y su local es muy visitado por su ubicación, relativamente cerca de la zona de antros en los límites del Estado de México y la Ciudad de México. Cuenta que mientras le hacía las uñas a una mujer que acudía por primera vez esta le ofreció distribuirle inyecciones modelantes y "para bajar de peso", asegurándole que ella podría aplicarlas por 800 pesos cada una y que le dejarían una "buena ganancia". Jenni dice que se negó. Conocedora de ese tipo de sustancias, sabía de qué se trataba. Prefirió evitarse "un problema", expresa Jenni.

Es fácil e impune el mecanismo mediante el cual estas sustancias no absorbibles, sintéticas y permanentes, verdaderos cocteles tóxicos, llegan a manos de quienes, a su vez, se las inyectan a personas ilusionadas con la idea de poder modificar su cuerpo de manera rápida, en busca de una supuesta "perfección".

Existen sitios web que las anuncian, algunas de manufactura asiática con precios en dólares o euros, y con atención personalizada para distribuidores que las comercializan en consultorios, estéticas y spas. Estos sitios permiten el comercio de país en país, incluido México, donde, como se ha reseñado, la Cofepris ya ha advertido sobre los inminentes riesgos de estos productos, los cuales continúan de mano en mano hasta llegar a sus víctimas.

Durante esta investigación, una médica especialista me comentó que suele asistir a cursos de actualización sobre técnicas y productos. Es común que laboratorios y distribuidores busquen acercarse a quienes realizan procedimientos estéticos, con o sin bisturí, para que conozcan y utilicen sus productos, los recomienden o incluso los prescriban a sus pacientes. Algunos de estos laboratorios organizan cursos de actualización o demostraciones, donde puede encontrarse de todo: desde productos de laboratorios reconocidos, con certificaciones internacionales y aprobaciones de autoridades sanitarias, hasta mezclas sin autorización ni registros, sin una descripción clara de sus componentes y que encubren rellenos sintéticos permanentes.

La médica cirujana compartió su experiencia al preguntarle sobre la situación actual de los mal llamados "biopolímeros". Explica de forma tajante que, aunque ya no deberían existir, clandestina o engañosamente se siguen usando, generando falsas expectativas en las personas. Aunque algunos países han legislado su prohibición, no se hace lo suficiente para garantizar que no sean inyectados ni para distinguir entre sustancias reabsorbibles certificadas y las que no lo son.

> Acudí a un curso que se suponía era solo para médicos, donde, según dijeron, nos presentarían un ácido hialurónico. Al llegar, quien nos recibió, supuestamente médico, parecía un rufián. Decía que él mismo se había aplicado el producto que nos mostraría. Normalmente, estos cursos incluyen teoría y práctica. Nos dio una teoría muy rápida porque, según él, "lo importante era la práctica". Pensé: "Okey, se supone que aquí todos somos médicos y sabemos anatomía".
>
> En la parte práctica sacó un frasco de un litro, lleno de una mezcla, y comenzó a llenar jeringas. Yo le dije: "¡A ver, esto ni siquiera está esterilizado! ¿Cómo voy a inyectar algo así a un paciente?". En el frasco decía que era colágeno

líquido, y en su teoría mencionó el polimetilmetacrilato, que son polímeros. Le pedí la ficha técnica del producto, para conocer sus especificaciones, y él respondió: "Les voy a ser sincero, esto no es ácido hialurónico. Pero dura más, incluso pueden decirle al paciente que le va a durar 20 o 30 años". ¡Me fui para atrás!

Pregunté si el curso era solo para médicos, pero había un tatuador, una estilista, una masajista con su spa, un quiropráctico y solo otro médico, un general que se estaba metiendo en estética. Él estaba fascinado porque decía: "Está baratísimo, un litro cuesta 5 mil pesos". Para mí era inconcebible. Todos se lo aplicaron: el médico llevó a una paciente y se lo aplicaron en los glúteos, otro se lo puso en el pene, y a mí querían aplicármelo en los glúteos. Me decían: "Doctora, deberías aprovechar ya que estás aquí", y yo: "No, no, mejor deme la sustancia".

Al salir, me preguntaron por qué no quise ponérmelo. Pensé: "Si hubiera sido ácido hialurónico, sí me lo hubiera puesto, porque se degrada en menos de dos años". Pero no me dieron la ficha técnica y prometieron enviarla. Nunca la mandaron. Era un coctel de quién sabe qué sustancias. El problema con los polímeros es que el rechazo del cuerpo puede tardar años y, mientras tanto, estas personas siguen lucrando a costa de la salud y la vida de otros.

La médica señala que, de manera alarmante, también se ha popularizado a nivel mundial la inyección de supuestos multivitamínicos, aceite mineral, aceite de hígado de bacalao, silicón, vaselina, parafina y hasta mercurio en el pene, con la falsa promesa de aumentar su volumen. Las consecuencias suelen ser graves: la parafimona peneana —o lipogranuloma esclerosante por modelantes— es la reacción cutánea que se genera, algo que ya me habían explicado cirujanos en Colombia al hablar de las complicaciones en pacientes que buscan que se les retiren estas sustancias.

La búsqueda de este tipo de inyecciones también impulsa el flujo de turismo estético a nivel global, especialmente en países de Europa del Este y Asia. Lugares como Tailandia han visto crecer esta práctica tanto entre locales como turistas, al grado de que, desde al menos 2012, las autoridades de salud emiten alertas constantes sobre sus riesgos.

En años recientes, se ha popularizado también el uso de inyectables para "aumentar el volumen" o "rellenar por horas" el busto, promovidos bajo el nombre de "efecto Cenicienta", presentados como supuestas "soluciones salinas", sin que en realidad se tenga la certeza de su composición o mezcla.

Ya en 2008, en su estudio "Alogenosis iatrogénica: una nueva enfermedad", el cirujano Coiffman sugería: "Debe llevarse a cabo en todos los países una intensa campaña de divulgación al público, al cuerpo médico y a las cosmetólogas. Los departamentos de control de drogas y cosméticos de los ministerios de protección social deben ser más estrictos en la vigilancia de estas sustancias de relleno". Sin embargo, esto no ha sucedido, o no con la intensidad necesaria. Pero, como recuerda la médica que acudió a aquel "curso", la decisión final siempre está en manos de cada persona.

¿Cuál es el cuerpo perfecto?

Además de ser un referente en cirugía de retiro de biopolímeros, el médico Daniel Slobodianik es un cirujano plástico y reconstructivo con una destacada trayectoria. Durante años, fue el cirujano plástico oficial del Miss Venezuela, uno de los concursos de belleza más famosos del mundo. Su perfil profesional abarca años de docencia, premios en cirugía plástica y reconstructiva, investigaciones clínicas y un activismo constante, acompañando a víctimas en Venezuela en la campaña contra la utilización de biopolímeros, la cual emprendieron en conjunto con médicos que las atendían y que culminó en 2012, cuando Venezuela se convirtió en el primer país en prohibir el uso, distribución y venta de estas sustancias de relleno.

Desde 2007, cuando comenzó a tratar pacientes afectadas por biopolímeros, y hasta 2014, cuando vivía en Venezuela, Slobodianik operaba diariamente, de lunes a viernes, para retirar estas sustancias, y en su consultorio atendía entre 15 y 20 pacientes nuevas cada día. Calcula que ha tratado "unos cuantos miles" de pacientes afectados por estos materiales.

Hace una década se mudó a Barcelona, donde continúa realizando procedimientos de extracción de biopolímeros y rellenos no absorbibles, recibiendo pacientes de múltiples países.

Sobre la prevalencia actual de la enfermedad, explica:

—Donde más casos se ven de personas inyectadas es en Latinoamérica y el Caribe. Aquí en Europa, la mayoría de mis pacientes son latinas. También tengo pacientes polacas, rumanas, rusas y de países árabes que se realizaron los inyectables en sus propios países. En Europa, el número de pacientes latinas sigue creciendo.

—¿El aumento de pacientes que buscan atención se debe a que se manifestaron las reacciones o a una mayor conciencia?

—Ambas. Al principio, conocíamos algunos síntomas, pero en los últimos cuatro o cinco años, gracias a nuevas investigaciones, se comprendió mejor la parte inmunológica y se concluyó que la cirugía es necesaria en todas las pacientes, ya que se reduce así tanto el foco que genera problemas inmunológicos como las complicaciones locales.

—Generalmente se asocia el uso de estas sustancias a personas que no pueden pagar implantes. ¿Es así?

—No. Hay desde personas humildes que quieren verse "bonitas" hasta quienes tienen mucho dinero, porque su "médico de confianza" se las ofreció.

—¿Por qué, teniendo una trayectoria en Miss Venezuela, decidió dedicarse a retirar biopolímeros?

—A pesar de ser cirujano plástico, uno mantiene esa vena de médico que se debe a la gente. Cada vez llegaban más pacientes a mi consultorio con este problema, y se iban llorando al no haber nada que hacer. Nadie quería atenderlas. Comencé a ayudarlas y, poco a poco, me fui apasionando por esta área. A muchos cirujanos plásticos nos interesa la parte reconstructiva, así que fui dejando otras áreas y decidí dedicarme a esto.

—Vi un tuit suyo en el que cuestionaba cómo es posible que aún existan concursos de belleza…

—Me parece absurdo que, con todos los avances del feminismo, sigan existiendo concursos donde se evalúa a mujeres en traje de baño para decidir cuál es "la más bonita" o "la más voluptuosa". No critico a quien le guste, pero para mí no tiene sentido.

—¿Qué piensa de los estereotipos de belleza?

—Estos concursos crean ideales que muchas personas quieren alcanzar, tanto mujeres como hombres. Las redes sociales han hecho mucho daño en este sentido: han llegado al extremo de que la gente termina deformada de tanto relleno que se aplica, solo porque está de moda o por los filtros que cambian los rostros. Muchas personas quieren alcanzar ese ideal.

—En mi percepción, el estereotipo de belleza actual está cada vez más alejado de lo real.

—Totalmente de acuerdo. Creo que el ser humano está involucionando.

—¿Qué sustancias se han inyectado?

—El problema es que no hay manera de saber exactamente qué sustancia se utilizó. Por ejemplo, el metacrilato produce tejidos duros y solidificados, mientras que otras sustancias generan burbujas, como pequeñas pelotas. En Europa hubo una época en la que se usó mucho una sustancia llamada AquaMid, que sigue siendo popular en países como Polonia, Rusia y Rumania. La semana pasada operé a una paciente rumana que tenía esa sustancia. En Venezuela llegué a ver casos de pacientes a las que les inyectaron aceite para bebés, pegamento de ventana, vaselina, aceite de motor o aceite vegetal. El problema es que no sabes cuándo puede comenzar a molestarte. He tenido pacientes de 76 años que empezaron con síntomas a los 75, por sustancias que se inyectaron 30 o 35 años antes.

El doctor detalla el caso de una paciente que, hace 35 años, en Venezuela, acudió a una estética donde le inyectaron una supuesta "vitamina". Treinta años después, "le explotó la cara". Se trataba de un polímero inyectado en su rostro, cuyo daño se manifestó décadas más tarde.

—A muchas personas les dicen que les aplicarán ciertas sustancias, pero no es así…

—Por supuesto. Hay muchas formas en que engañan a la gente. Por ejemplo, estuvo de moda el plasma gel, que supuestamente se hacía al extraer sangre, centrifugarla y calentarla para crear un gel. Lo que pasaba es que le sacaban sangre a la persona, pero le inyectaban otra cosa para dar volumen.

Le menciono que en México la autoridad sanitaria incluyó las peptonas en la lista de sustancias que no deben inyectarse, aunque se promueven en sitios web, farmacias y centros de belleza para supuestamente dar volumen a los glúteos. Slobodianik aclara:

—La peptona es un suplemento nutricional para beber, no para inyectar. Se vende diciendo que hará crecer el músculo al inyectarla, pero puedes inyectarte 50 mil cajas de peptona y no pasará nada, salvo que el área se inflame por los pinchazos. ¡Es una estafa total! Lo peor es que muchos de quienes las inyectan creen que realmente funcionan, y eso es aún más peligroso. Las peptonas se pueden cristalizar.

Sobre el caso de Brasil, donde médicos aplican rellenos sintéticos permanentes, comenta:

—Cuando estudié medicina, aprendí a tener criterio y sentido común. Si inyectas plástico en un tejido humano, es evidente que habrá problemas, porque es un material ajeno al cuerpo. No es lo mismo que una prótesis, que está cubierta. Inyectar estos materiales es peligrosísimo. Dicen que "están autorizados" para realizar, entre comillas, "procedimientos médicos", y así inyectan estas sustancias a diestra y siniestra, lucrando con ello.

—¿Cuál es el problema del intrusismo en la cirugía plástica estética?

—El intrusismo ocurre cuando personas no capacitadas realizan procedimientos para los que no están entrenadas. Incluso un médico sin formación quirúrgica que coloca prótesis mamarias está incurriendo en intrusismo. Muchos hacen barbaridades porque no saben manejar complicaciones. Nunca verás a un cirujano plástico poniendo carillas dentales o haciendo un electrocardiograma. Sin embargo, muchos vienen a invadir nuestra área sin preparación, y los pacientes terminan pagando las consecuencias.

—¿Qué países tienen más problemas de intrusismo en cirugía plástica estética?

—El Caribe, Colombia, Venezuela, República Dominicana, Brasil, Estados Unidos, México y España.

—¿Qué deberían hacer las autoridades para vigilar estos procedimientos?

—Es complicado. Ahora está de moda el ácido hialurónico, que existe desde hace años, pero con la moda de los culos grandes tipo Kardashian se está abusando de los rellenos reabsorbibles, como ácido hialurónico, lanluma y ácido poliláctico. Se inyectan en grandes cantidades, y aunque se supone que se reabsorben, no siempre es así. Si te inyectas constantemente durante años, tu cuerpo se llena de residuos.

—¿Qué llamado haría a las personas para que tomen conciencia sobre lo que hacen con su cuerpo?

—Es difícil porque es un tema cultural. Sería necesario hacer campañas para alertar sobre los riesgos de estas sustancias, pero es una guerra perdida.

—¿Por qué?

—Es como las drogas: mientras haya consumidores, habrá proveedores. Mientras existan personas que busquen estos tratamientos, siempre habrá quienes los ofrezcan. Es imposible acabar con esto. Los problemas no se ven de inmediato. En Venezuela, cuando las inyecciones de polímeros estaban de moda en los años noventa y principios de los 2000, los problemas comenzaron a aparecer cuatro o cinco años después. No es lo mismo, pero los daños, aunque distintos, aparecerán.

—¿Cuál es el cuerpo perfecto?

—No existe. El cuerpo perfecto depende de la época: en el Renacimiento, las mujeres con sobrepeso y celulitis eran consideradas el ideal. Para mí, como médico, el cuerpo perfecto es el que no tiene cirugías ni procedimientos, es un cuerpo sano, de alguien que se alimenta bien, hace ejercicio y se mantiene alejado de los rellenos.

"No digo que la cirugía no pueda ser medicina para el alma. Si alguien no está conforme con sus pechos y decide operarse, es válido. Pero he visto tanto daño que no me gustan los rellenos.

—De los casos de retiro de biopolímeros, ¿cuál ha sido el que más le ha dolido?

—Una de mis primeras pacientes. La cirugía salió bien, pero estaba muy afectada emocionalmente. Se suicidó al lanzarse al metro de Caracas. Había intentado quitarse la vida antes y no lo había logrado, pero la segunda vez sí. Fue un caso que me marcó, al igual que muchos pacientes inoperables con daños severos, que no pueden ser reconstruidos completamente y vivirán con dolor.

"Muchas mujeres han pasado años incomprendidas y sufriendo en silencio. Algunas ni siquiera se lo dicen a sus esposos. He tenido pacientes cuyos esposos se enteran un día antes de la cirugía, y otras que me piden que no les diga nada a sus parejas. Les explico que no puedo mentir si me preguntan. Muchas cargan su dolor en silencio.

—¿Qué mensaje daría a quienes buscan alcanzar un ideal de belleza promovido en redes sociales?

—Que lo piensen mejor. Las modas son pasajeras. Esos labios grandes que hoy se ven bonitos en unos años no estarán de moda, y quienes abusaron de los rellenos quedarán con deformidades. Ya se ve en España: muchas presentadoras de televisión tienen labios deformados por las inyecciones. Hay que quererse un poco más, informarse bien y usar el sentido común. No es como comprar un electrodoméstico, esto es su salud. No es un tatuaje, no es un *piercing*. Es algo que va más allá, y estoy hablando específicamente de los rellenos, que son sustancias sintéticas en el cuerpo.

PRECEDENTE EN LA CORTE MEXICANA: PACIENTES CON BIOPOLÍMEROS EN VULNERABILIDAD

El caso de una persona que enfermó por biopolímeros y enfrentó complicaciones tras ser intervenida por un "médico estético" se convirtió en un precedente en México. A partir de este caso, en 2025, la Suprema Corte de Justicia de la Nación emitió criterios relevantes sobre las obligaciones de los médicos en procedimientos estéticos y señaló la importancia de informar a las personas pacientes sobre las posibilidades reales del procedimiento, así como sobre sus riesgos y consecuencias.

Se trata de una persona que, en su proceso de transición de género, se había inyectado biopolímeros para aumentar el tamaño de sus glúteos. Años después, en 2015, acudió a un establecimiento de "medicina estética" en la Ciudad de México, donde un médico le sugirió colocarse implantes en los glúteos para "lograr una transformación física" en su proceso de reasignación de género.

Previamente, ella había consultado a diversos médicos para considerar la colocación de implantes, pero todos se negaron debido al antecedente de los biopolímeros encapsulados en sus glúteos. Sin embargo, según denunciaría después, el médico que finalmente la atendió "persistió en realizar la operación", asegurándole que había asistido a un simposio médico en España y contaba con los conocimientos y materiales necesarios para realizar la cirugía "con éxito y sin riesgos".

Según la denuncia, el médico insistió en colocar los implantes con el argumento de que "era lo único que le faltaba para convertirse en una mujercita completa". En marzo de 2015, le realizó el procedimiento. Días después, la paciente notó cómo su piel se oscurecía y comenzó a supurar un líquido maloliente por un orificio que se formó en la zona intervenida. Buscó al médico en seis ocasiones; cada vez, según denunció, él le suturaba la herida y le decía que todo evolucionaba bien. Pero la herida se volvía a abrir hasta quedar completamente expuesta.

En abril, el médico le retiró los implantes argumentando que su cuerpo los había rechazado. Su salud se deterioró significativamente, lo que le imposibilitó llevar a cabo sus actividades cotidianas. En mayo, acudió al Hospital General, donde le diagnosticaron enfermedad por infiltración de modelantes con daño cutáneo e infección: los biopolímeros se habían infiltrado en su torrente sanguíneo.

Como se ha documentado en varios países, muchas personas en proceso de transición de género han sido afectadas por el uso de estas sustancias para el aumento de glúteos y senos. En el ámbito médico, ya se conocían los riesgos de colocar implantes en pacientes con biopolímeros, pues la manipulación podía generar su infiltración a otras zonas. A pesar de ello, el "médico estético" practicó el procedimiento.

Aunque este médico no fue responsable de la aplicación inicial de biopolímeros, sí lo fue de manipular el área para colocar los implantes, lo cual provocó complicaciones como el rechazo de estos, el escurrimiento de líquido y la infiltración de los biopolímeros en el torrente sanguíneo, un riesgo conocido que precisamente llevó a los otros médicos a negarse a intervenir a esta paciente.

Un peritaje determinó que era altamente probable que durante la cirugía el médico no hubiera extraído completamente el material modelante, dejando restos de biopolímeros que provocaron las complicaciones subsecuentes: infección, pérdida de piel, deformidad, secreción purulenta y exposición de músculo.

Además, durante el retiro de los implantes, el médico actuó con negligencia al no revisar ni documentar las condiciones en que se encontraban, lo que impidió certificar si estaban rotos, lo cual aumentaba el riesgo de infiltración.

El procedimiento dejó numerosas secuelas en la paciente: deformidad e irregularidad de los glúteos, cicatrices y zonas endurecidas, condicionadas por el biopolímero restante y la fibrosis resultante de las intervenciones a las que fue sometida.

Cuatro años después, en el proceso de demanda contra el médico, se realizaron exámenes que certificaron los daños físicos y estéticos visibles, determinando que difícilmente podría ofrecerse una reparación sin riesgo de nuevas complicaciones.

El litigio duró varios años hasta llegar a la Suprema Corte, que en enero de 2025 determinó que es obligación del médico informar de manera específica sobre alternativas, riesgos generales y particulares del procedimiento, tiempo de recuperación, expectativas realistas, cuidados posoperatorios y tiempo de vida de los implantes.

En los documentos judiciales, la SCJN reconoció que en México la enfermedad por adyuvante o enfermedad por modelantes constituye un grave problema de salud, destacando la falta de información adecuada sobre los riesgos y complicaciones relacionados con los biopolímeros.

La Corte concluyó que

> la intención genérica de la quejosa al someterse a una cirugía estética era embellecer esa parte de su cuerpo conforme a la afirmación de su identidad de género, por lo que, si estos resultados no se lograron y, contrario a ello, esa zona de su cuerpo presenta circunstancias menos favorables que antes de la cirugía, se puede inferir que el acto médico es causa directa y determinante de la afectación estética.

Según los peritajes, las afectaciones físicas derivaron en depresión, ansiedad, falta de apetito, disminución del deseo de vivir y pensamientos suicidas.

La Corte determinó que el médico incurrió en negligencia por no informar exhaustivamente sobre las complicaciones que implicaba colocar implantes en una persona previamente inyectada con biopolímeros, y por no llevar a cabo la cirugía ni el cuidado posoperatorio con la debida diligencia, lo que provocó daños físicos, estéticos y psicológicos.

Este caso, primero en su tipo en llegar a la Suprema Corte, marcó un precedente con criterios relevantes como el siguiente:

> Las cirugías estéticas a menudo están influenciadas por estándares sociales de belleza y normas de género, lo que puede motivar las expectativas de la personas paciente en cuanto a los resultados, sin que estos cuenten con el peritaje sobre cómo se logran estos resultados ni si el procedimiento es adecuado en función de su salud y circunstancias individuales. Un estándar diferenciado y reforzado del deber de informar y consentimiento informado garantiza que las personas estén en condiciones para tomar control sobre las decisiones relacionadas con su cuerpo y su salud.

La Corte subrayó que, al tratarse de procedimientos no urgentes, sino de medicina satisfactiva o voluntaria, debe existir un mayor rigor en la evaluación de la salud del paciente, en la realización de estudios pertinentes y en la información exhaustiva sobre riesgos, alternativas, complicaciones, tiempos de recuperación y expectativas realistas. Como señala la Comisión Nacional de Arbitraje

Médico: "Cuanto menos necesario sea un tratamiento en términos curativos, más rigurosa ha de ser la información, debiendo ser extrema en intervenciones estéticas y en la denominada cirugía voluntaria".

Finalmente, se definieron criterios mínimos de información que las personas deben recibir antes de un procedimiento estético:

- Explicación completa y comprensible sobre el procedimiento, las partes del cuerpo que modificará, materiales, técnicas y duración.
- Establecimiento de objetivos con expectativas realistas.
- Explicación de riesgos y complicaciones generales y específicas según las condiciones de la persona.
- Información sobre alternativas, incluidas opciones no quirúrgicas.
- Detalles sobre el periodo de recuperación y sus implicaciones físicas y funcionales.
- Garantizar que la información sea suficiente, clara, veraz y oportuna para un consentimiento informado real.

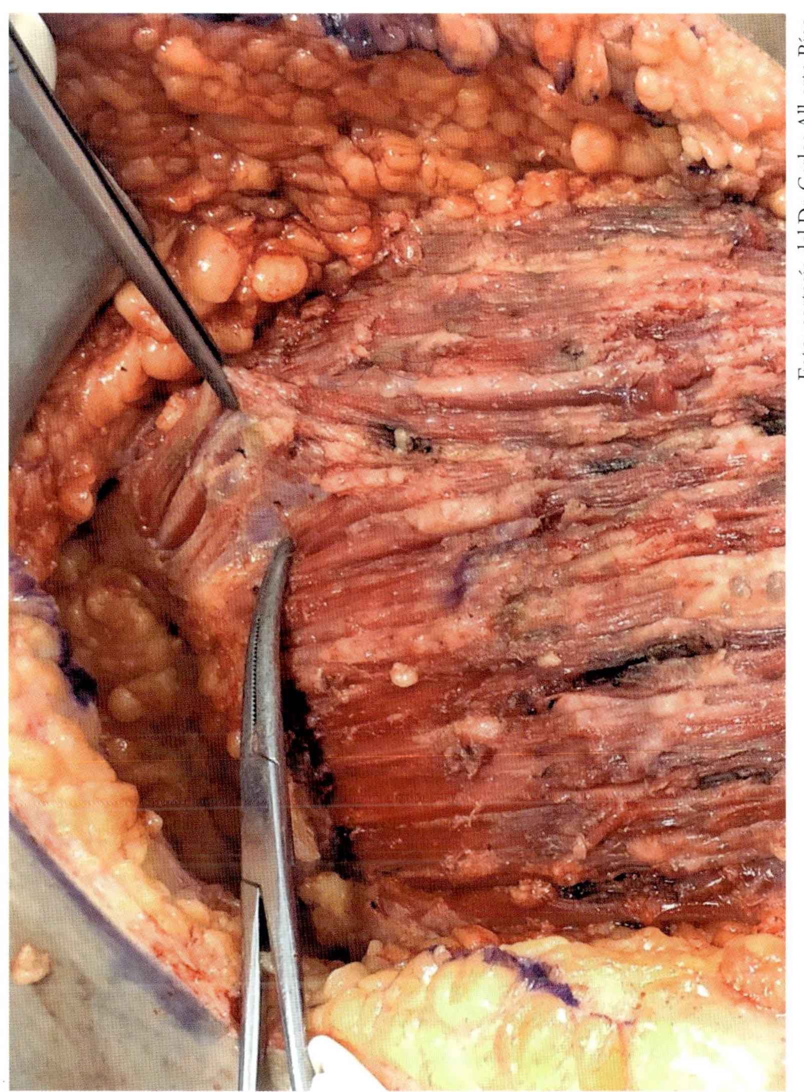

Foto: cortesía del Dr. Carlos Alberto Ríos.

Retiro de biopolímeros intramusculares: se observan esferas de biopolímeros incrustadas en el músculo del glúteo.

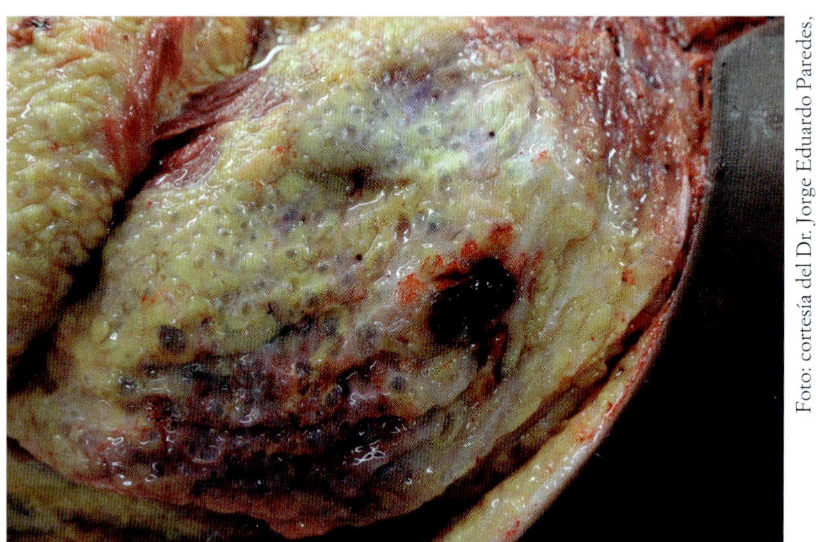

Foto: cortesía del Dr. Jorge Eduardo Paredes, médico forense especialista en patología

Los daños que generan los biopolimeros pueden ser letales.

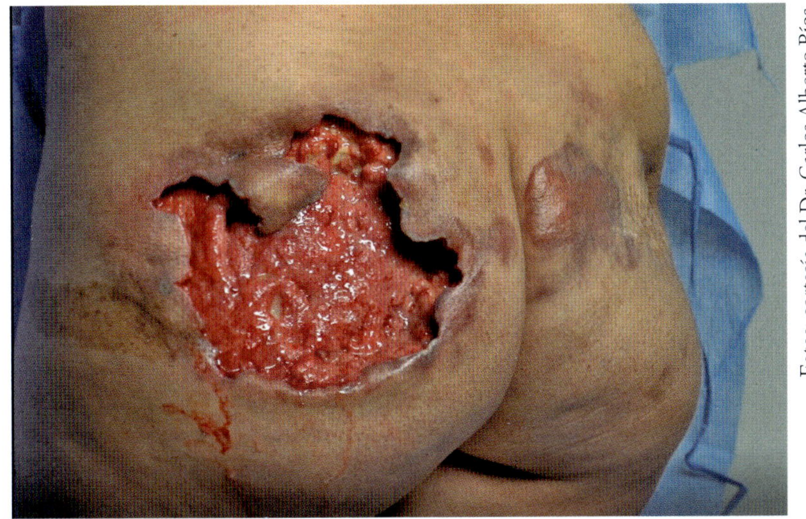

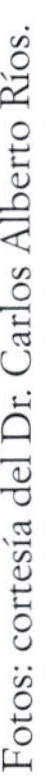

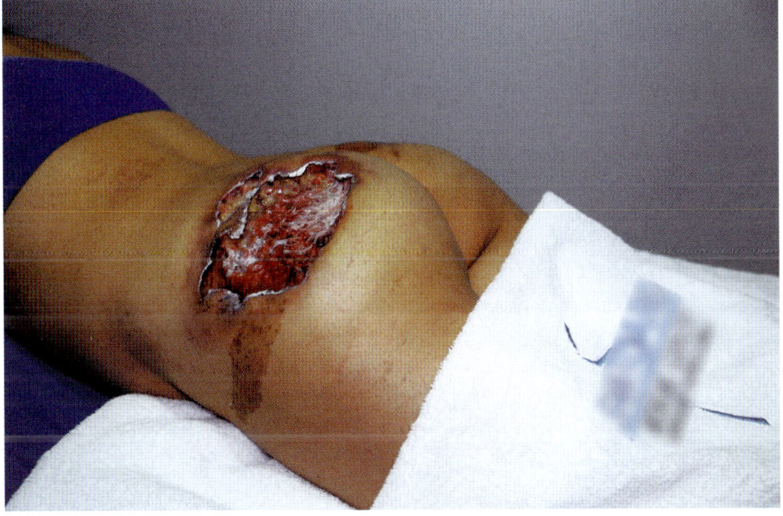

Los biopolímeros degeneran los tejidos de forma interna y provocan de manera espontánea una abertura en ellos.

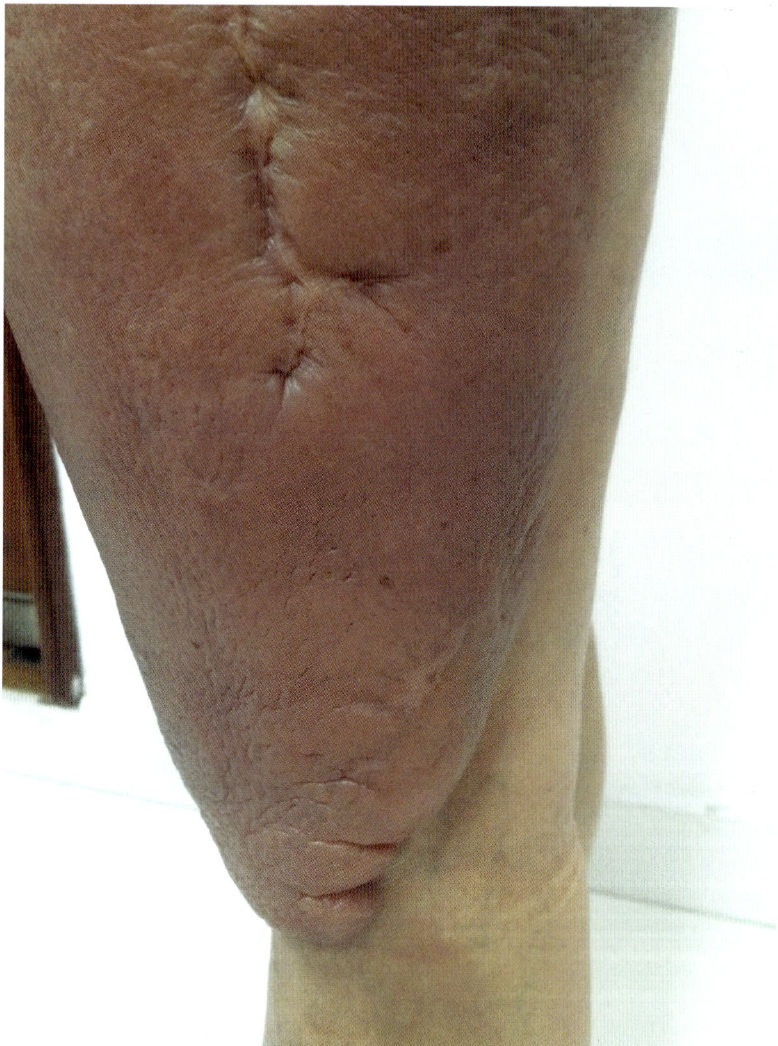

Foto: cortesía del Dr. Carlos Alberto Ríos.

Deformación y daño en la piel por inflamación crónica, secundaria a biopolímeros.

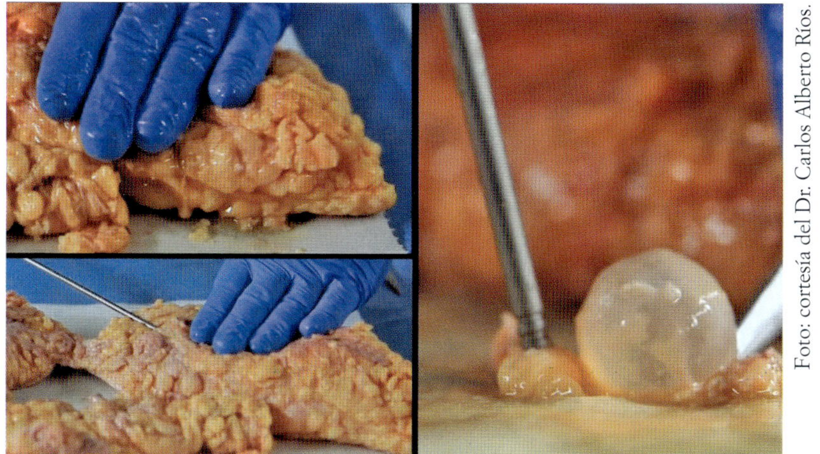

Foto: cortesía del Dr. Carlos Alberto Ríos.

Fragmentos de tejido con biopolímeros de la zona glútea de una mujer.

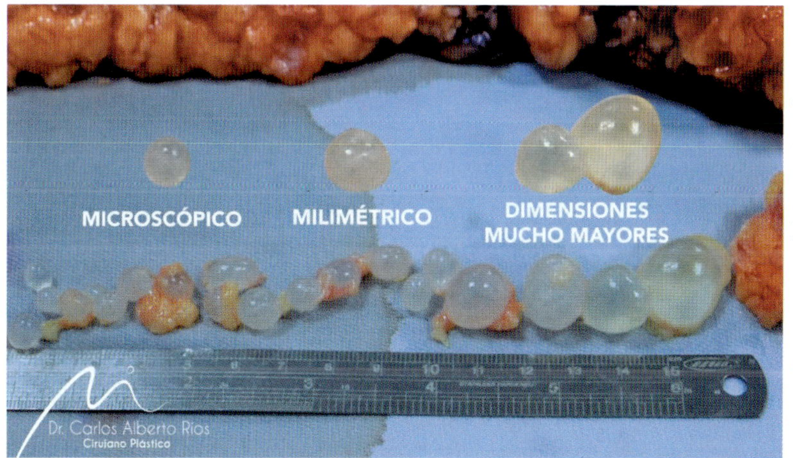

Foto: cortesía del Dr. Carlos Alberto Ríos.

La respuesta del organismo al cuerpo extraño, como las sustancias sintéticas permanentes, genera inflamación, durante la cual el tejido va aislando la sustancia y se forman granulomas que provocan graves lesiones.

Al infiltrarse, las sustancias modelantes sintéticas permanentes dañan los tejidos, generando granulomas que externamente pueden provocar infecciones y múltiples síntomas, a veces letales. En las siguientes cuatro imágenes se muestran las distintas partes afectadas y sus efectos.

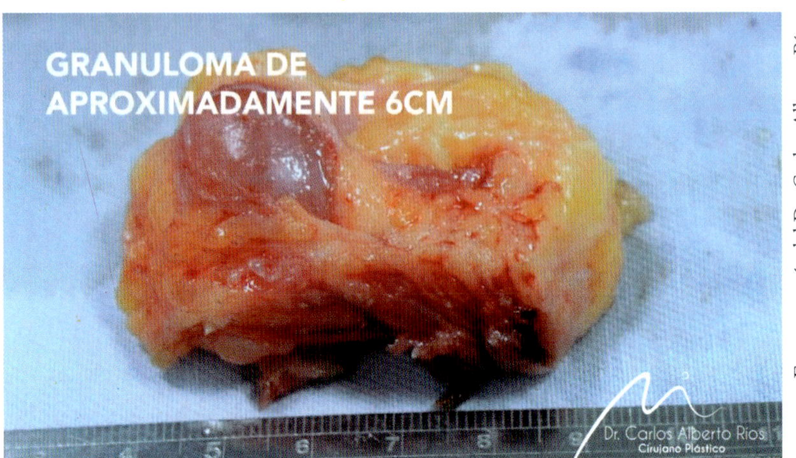

Foto: cortesía del Dr. Carlos Alberto Ríos.

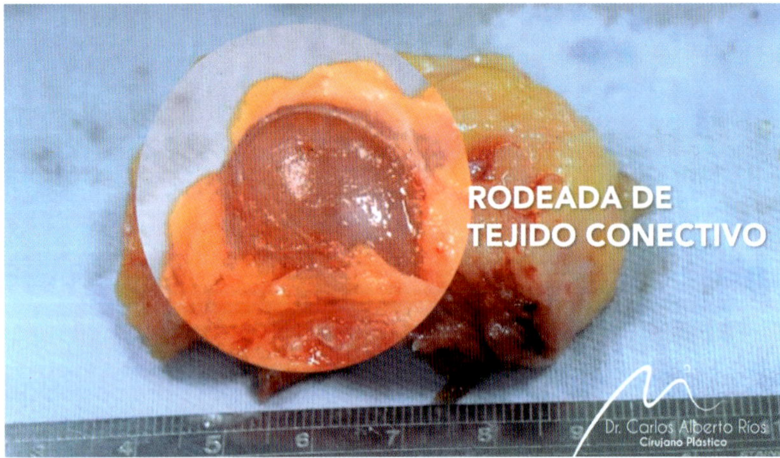

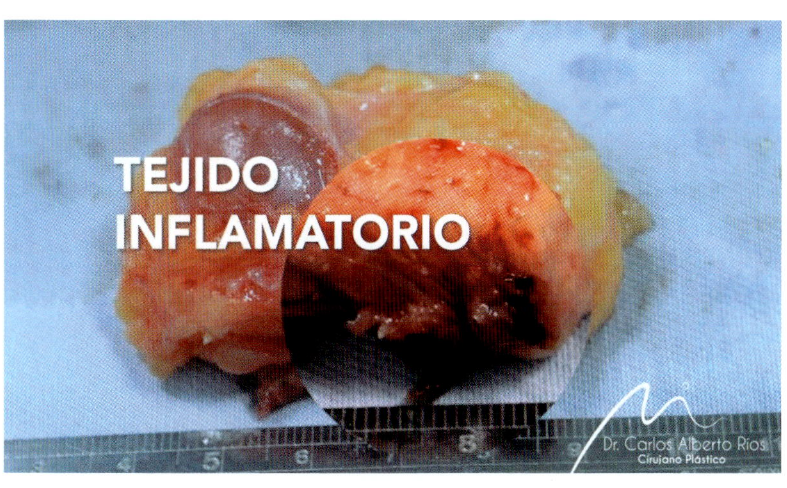
TEJIDO
INFLAMATORIO
Dr. Carlos Alberto Rios
Círujano Plástico

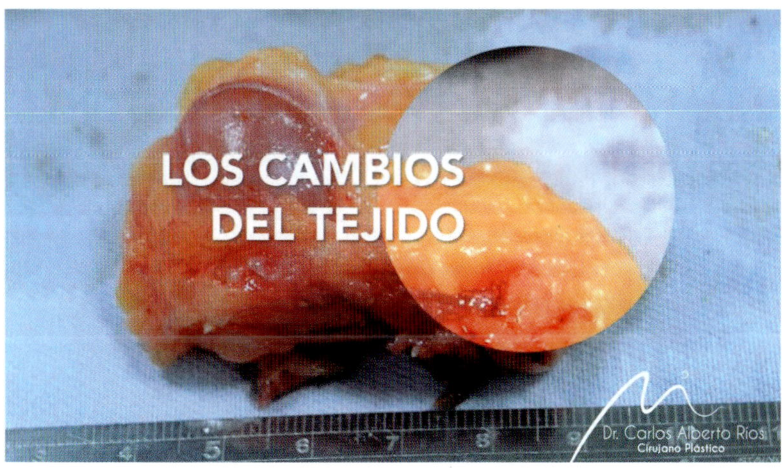
LOS CAMBIOS
DEL TEJIDO
Dr. Carlos Alberto Rios
Círujano Plástico

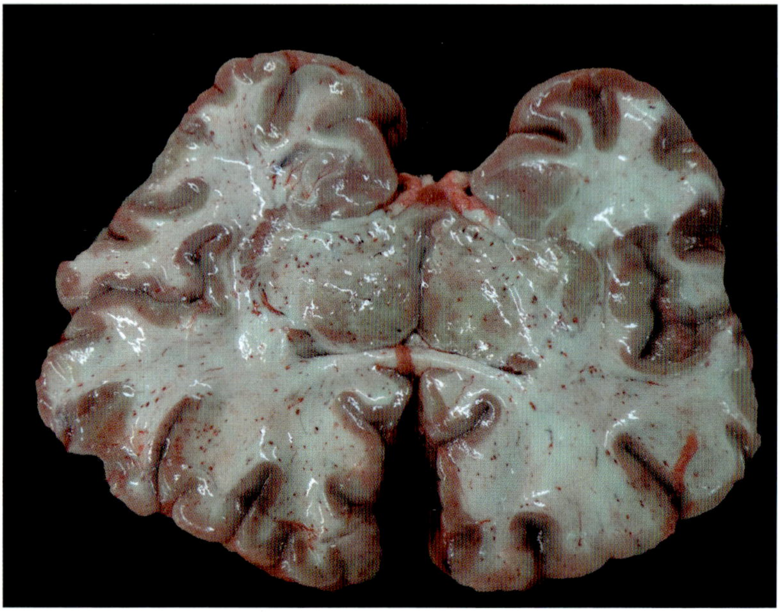

Foto: cortesía del Dr. Jorge Eduardo Paredes, médico forense especialista en patología.

Los biopolímeros pueden migrar hasta áreas como el cerebro y provocar la muerte. Las lesiones, que se observan como puntos, fueron generadas por estas sustancias.

4

Aguja, cánula y bisturí

Donda West tuvo una larga carrera como docente, que combinaba con sus estudios de posgrado en Educación, hasta llegar a presidir el Departamento de Inglés de la Universidad Estatal de Chicago. Luego decidió dedicar más tiempo a una fundación creada por su hijo para ayudar a combatir la deserción escolar en algunos colegios de Estados Unidos. Su hijo, como compositor y cantante se volvió mundialmente famoso. El adinerado Kanye West le obsequió a su madre cirugías estéticas (liposucción, abdominoplastia y reducción de senos).

Donda tenía 58 años cuando decidió someterse a estos procedimientos. Murió tras una operación. La autopsia evidenció que su muerte fue consecuencia de una preexistente enfermedad de las arterias coronarias en conjunto con múltiples factores posoperatorios, incluidos los medicamentos para el control del dolor. Pero ella no tenía conocimiento del padecimiento que ya arrastraba antes de someterse a las cirugías, y tampoco quienes la operaron le hicieron revisiones previas.

A partir de su caso, se impulsó en California, Estados Unidos, una ley —vigente en ese país desde 2009— que exige que los pacientes tengan la aprobación de un médico que certifique su condición de salud antes de someterse a cirugías estéticas.

Hacer todos los estudios preoperatorios necesarios a un paciente debería ser un requisito ineludible antes de someterlo a cualquier cirugía. Además, debe haber un consentimiento informado sobre expectativas realistas. Esto contribuiría a prevenir y reducir los riesgos y complicaciones de este tipo de procedimientos, que pueden ser incluso letales.

La demanda de cirugías y tratamientos estéticos a nivel mundial va al alza. Cada vez más personas viajan a otra ciudad o país distintos a donde radican para someterse a dichos procedimientos, lo cual requiere aún más vigilancia por parte de las autoridades. Lo cierto es que no en todos los países hay supervisión suficiente. Y por ello algunas ciudades se han convertido —valiéndose del crecimiento del turismo estético— en refugios para la charlatanería.

Las autoridades no están al tanto de lo que se anuncia, comercializa y distribuye vía sitios de internet y redes sociales, que se han vuelto el primer punto de contacto para los interesados en procedimientos con y sin bisturí. Asimismo, suele escapar de su radar la comercialización de sustancias, implantes y equipo, tanto los autorizados para su uso con fines estéticos, pero que deben ser manejados exclusivamente por médicos expertos y certificados, como aquellos que debido a su lesividad están prohibidos.

Resulta insuficiente la supervisión de quienes ofrecen o realizan procedimientos plásticos y estéticos: si tienen o no el perfil y la preparación necesarios, o si se trata de intrusistas. Esto no suele descubrirse sino hasta que ocurre alguna mala práctica que los pacientes o sus familiares deciden denunciar.

En promedio, cada año 25 millones de personas en el mundo se someten a algún procedimiento estético quirúrgico o no quirúrgico. De ello dan cuenta las cifras que elabora la Sociedad Internacional de Cirugía Plástica y Estética (International Society of Aesthetic Plastic Surgery, ISAPS), un organismo profesional que se identifica como líder a nivel mundial para cirujanos plásticos estéticos acreditados. Sus encuestas se llevan a cabo con metodologías y verificaciones diversas.

Liposucciones, aumento de busto, cirugía de párpados, rinoplastia y abdominoplastia son los procedimientos quirúrgicos más populares. Y entre los no quirúrgicos se cuenta la toxina botulínica (bótox), el ácido hialurónico, la depilación, el estiramiento de piel y la reducción de grasa.

Los procedimientos quirúrgicos como la liposucción y la cirugía de párpados son los más solicitados por las mujeres; y, por los hombres, la ginecomastia y liposucción. De los sin bisturí destaca el aumento de la administración de toxina botulínica y las inyecciones de ácido hialurónico.

Las estadísticas ubican a Estados Unidos como el país con la mayor cantidad de procedimientos a nivel mundial, seguido de Brasil, Japón, China y Corea.

México, por otro lado, es uno de los países con mayor crecimiento de este tipo de procedimientos. Además, México, Colombia, Turquía y Tailandia son los destinos que reciben la mayor proporción de pacientes extranjeros.

Ante este panorama, en cada país también se van evidenciando los desafíos.

Al hacer búsquedas en la red —como primer contacto— y tras visitar varias ciudades que se ofertan como enclaves de turismo médico estético, uno puede encontrar anuncios que ofertan todo tipo de procedimientos en establecimientos de lo más variopintos: legales, sí, pero también clandestinos, es decir, sin licencias, registros o autorizaciones para operar.

Hay los que, en apariencia, cuentan con registros y autorizaciones, pero que carecen de la infraestructura indispensable para el tipo de procedimientos que ofrecen. O los que cuyos permisos fueron expedidos para un tipo de servicios distintos a los que ofrecen. O en los que atienden personas sin la especialidad o las certificaciones requeridas para los procedimientos que promocionan: intrusistas.

La laxitud de las normativas vigentes, los vacíos legales, la ausencia de regulación y la poca capacidad o disposición a aplicar la ley son aprovechados por intrusistas para llevar a cabo procedimientos para los cuales no tienen ni la formación, ni la experiencia, ni la certificación.

Como me señalaron los especialistas en cirugía plástica, estética y reconstructiva de diversos países con quienes hablé para esta investigación periodística, es precisamente su especialidad en donde se registra más intrusismo.

A ello ha contribuido la proliferación de cursos "exprés" de fin de semana o de unas horas, o hasta "en línea", en los cuales se obtienen supuestos diplomas que en realidad no tienen validez oficial y que de ninguna manera son aval de la práctica y certificación real que debe tener un especialista.

Otro problema radica en las condiciones de infraestructura insuficientes o inadecuadas, incluso en hospitales, clínicas, consultorios o locales comerciales para el tipo de procedimientos que realizan.

De nuevo, se requiere la constante supervisión y verificación por parte de las autoridades sanitarias para detectar de manera preventiva aquellos establecimientos que operan sin licencia o sin personal calificado. Y es que, cuando ocurre algún incidente trágico, los intrusistas simplemente se trasladan a otra ciudad para seguir con su práctica.

Intrusismo que mata

Es precisamente en el área de la cirugía plástica estética donde el problema del intrusismo tiene como consecuencia malas prácticas que no pocas veces cobran la vida de las personas.

En México, médicos cirujanos profesionistas especializados y certificados en cirugía plástica, estética y reconstructiva acudieron al Senado de la República en abril de 2025 a alertar sobre el creciente problema del intrusismo, y argumentaron la necesidad de una legislación más estricta y la vigilancia de las autoridades.

Explicaron que la proliferación de los charlatanes en este sector es de tal dimensión que, según sus estimaciones, de cada 10 procedimientos en cirugía plástica estética, cuatro o cinco son realizados por intrusistas y estafadores. "Tenemos situaciones inverosímiles de quienes, hasta no médicos, están usurpando esa actividad", comentaron.

La razón por la cual esto se ha convertido en un problema emergente de salud pública principalmente tiene que ver con las complicaciones de este tipo de procedimientos, que pueden derivar en la muerte o afectaciones irreversibles para los pacientes-víctimas. Estos generalmente terminan buscando atención clínica de urgencia en el sector público, para que se les atienda por aquellos daños causados por intervenciones estéticas, con o sin bisturí, a manos de intrusistas o charlatanes en el ámbito privado. Así que los costos del intrusismo y la charlatanería en los procedimientos estéticos con y sin bisturí en muchos casos terminan también siendo asumidos por el Estado, mediante los sistemas de salud pública.

Según el grupo de doctores, algunos de los cuadros de complicaciones que surgen en los pacientes operados por intrusistas y charlatanes de la medicina estética son anemia aguda, lesiones, perforaciones de órganos y vísceras, tromboembolia pulmonar, etcétera.

Uno de los procedimientos que se han tornado más riesgosos es la lipoinyección glútea (*Brazilian butt lift*, BBL), que tiene como fin introducir grasa dentro del músculo glúteo para aumentar su volumen. "Tenemos una elevadísima mortalidad en el país por este motivo", se acusó. También el altísimo riesgo que representan los procedimientos de intervenciones múltiples (que se hace en un solo día).

Cuando surgen esas complicaciones en aquellos sitios donde ejercen los intrusistas, los pacientes son abandonados y hasta amenazados por esos intrusistas para que no los denuncien.

Como se explicó, las y los pacientes que padecen complicaciones generalmente terminan buscando atención clínica en los hospitales públicos, lo que al Estado le implica destinar muchos recursos y especialistas. De la misma forma en que se requieren distintas áreas de especialidad para tratar a un paciente afectado por la inyección o infiltración de sustancias modelantes sintéticas permanentes, lo mismo ocurre con las cirugías mal hechas por intrusistas o charlatanes esteticistas.

Como pude detectar durante mi investigación para este libro, uno de los mecanismos que facilita el intrusismo —en detrimento de los pacientes— es que los hospitales y clínicas privadas rentan sus quirófanos para distintos tipos de intervención. Este esquema puede pasar por alto o ignorar que quien lo alquila no tenga la especialidad, la experiencia o la certificación necesarias para practicar estos procedimientos. Y es usual que cuando emergen complicaciones o alguien muere esos hospitales y clínicas privadas que alquilaron sus quirófanos se desentiendan y no asuman ninguna responsabilidad, con el argumento de que la persona que llevó a cabo el procedimiento no trabajaba con ellos y que simplemente les rentó el quirófano.

Así pues, la tercerización de servicios hospitalarios se ha convertido en un mecanismo que da pie al intrusismo y la mala praxis.

Los fallecimientos en procedimientos estéticos en los cuales sale a la luz que quienes los practicaron no tenían la preparación ni la certificación adecuadas ocurren incluso en países donde se suele suponer que existe una mayor vigilancia, como Estados Unidos, donde son muy populares los levantamientos de glúteos “brasileños” o BBL, comúnmente practicados en Miami a manos de intrusistas. En 2021, por ejemplo, una mujer en aquella ciudad falleció durante un procedimiento de levantamiento de glúteos brasileño intervenida por una persona que no tenía las acreditaciones correctas. En 2022, en Miami también, otra mujer murió en una cirugía de liposucción y levantamiento de glúteos. En marzo de 2025 otra mujer, una policía que acababa de regresar de un despliegue en Kuwait como reservista del Ejército estadounidense, murió al someterse a una cirugía de levantamiento de glúteos, nuevamente en Miami.

Los casos se suceden en muchos países y solo a partir de la exposición mediática las autoridades han logrado reaccionar a un problema que antes debieron prevenir.

En España, un caso que se volvió emblemático fue el de Sara Gómez, agente inmobiliaria, madre de dos, quien a sus 39 años falleció por la graves heridas que le provocó un médico no especializado que le hizo una cirugía.

Sara era una persona muy alegre y entusiasta, practicaba deporte, le gustaba viajar con su familia, hacer senderismo con sus hijos, el mar. En 2021 buscó hacerse una lipoescultura. No era la primera intervención que se realizaba, ya que en 2019 se había hecho una abdominoplastia.

En Instagram vio a un médico que se anunciaba como cirujano experto "a nivel internacional" en procedimientos estéticos. El hombre colocaba atractivas fotografías del "antes" y el "después" de supuestos pacientes a quienes decía haber intervenido quirúrgicamente.

Sara vio las fotos donde él posaba en quirófano en aquellas historias de Instagram donde se decía muy experimentado. Cuando lo contactó, él le mostró muchas otras fotos de supuestos procedimientos que decía haber realizado para el tipo de cirugía que Sara buscaba.

La familia de Sara, sin embargo, descubriría después que aquel hombre no tenía una especialidad en cirugía plástica estética, no estaba certificado y tampoco tenía experiencia, que algunas de aquellas fotografías eran de un supuesto curso exprés que había hecho en Colombia. Todo eso me lo detalla Rubén Gómez, hermano de Sara, cuando lo entrevisto en 2025, unos años después de que su hermana ha muerto.

En noviembre de 2021, tras ver aquellos enganchantes anuncios que el médico publicaba en Instagram, entusiasmada, Sara lo contactó y le preguntó si era compatible la abdominoplastia que a ella le habían realizado en 2019 con una lipoescultura, al tratarse esta última de un procedimiento en el cual se le sacaría grasa abdominal para transferirla a los glúteos.

Él le dijo que sí podía hacerlo "perfectamente". Al tratar de que le explicara la técnica del procedimiento, no obstante, él argumentó que era un secreto que no quería que se lo copiasen, y que usaba cánulas especiales.

Le indicó que pagara en una clínica de Murcia, pero luego la citaría para intervenirla en otro quirófano. Más tarde su familia averiguaría que las instalaciones eran propiedad de un fondo de capital extranjero; es decir, el médico había alquilado el quirófano.

La mañana del 2 de diciembre de 2021 Sara fue ingresada. Ella no lo sabía, pero la publicidad en las redes sociales era un engaño, porque quien la iba a operar no tenía la cualificación ni certificación que decía tener. Era médico, pero cardiovascular. Y ella sería su primera paciente del ámbito de la cirugía estética.

En una cronología de lo que ocurrió a partir de aquel día, Rubén me dice que todo se tradujo en mala praxis "desde el minuto uno". En aquel quirófano no solo había irregularidades en lo que respecta a que el médico no tenía experiencia, sino que quien fungía como anestesista no tenía la autorización para ello y se hacía pasar por otro compañero suyo.

Sara empezó a presentar signos y síntomas de que algo fallaba; su presión comenzó a bajar mucho y le suministraron efedrina; sus niveles de hemoglobina también descendieron.

Para las dos de la tarde ya estaba extremadamente grave, pero no se avisó al área de emergencias porque en ese establecimiento no tenían unidad de cuidados intensivos. Fue hasta las seis de la tarde cuando la trasladaron a otro hospital, donde fue ingresada en la UCI. Presentaba taquicardia, hipotermia, factores de coagulación alterados y fallo multiorgánico. Rubén relata:

> En el hospital que la recibió en su área de urgencias trataron de estabilizarla. Tampoco se imaginaban el desastre que tenía dentro, las lesiones internas, de esto se dan cuenta cuando a los días tienen que operarla, sí o sí, porque ha salido líquido seroso, líquido intestinal por el agujero donde le habían hecho la operación [lipoescultura]; entonces allí tienen que abrirla y cuando la abren descubren que tiene prácticamente todos sus órganos perforados por la cánula de la lipoescultura.

Durante la lipoescultura el médico le había perforado órganos e intestino, prácticamente se los destrozó al ocasionarle 30 perforaciones. Cuando esas heridas se descubrieron parecía como si la hubiesen atacado con un arma. Para el 1 de enero de 2022 el daño e infección de esas lesiones le provocó peritonitis, y falleció.

Todo lo ocurrido evidencia la gravedad del intrusismo, las terribles consecuencias de que quienes no son especialistas en procedimientos quirúrgicos estéticos los realicen, también en un país que registra un alza de este tipo de intervenciones.

Al ir indagando y reunir toda la evidencia de las tropelías y negligencia que sufrió Sara, su familia fue descubriendo y exponiendo públicamente, ante los medios de comunicación de España, la cadena de anomalías y vacíos legales que en ese país han facilitado el intrusismo en la cirugía plástica estética. Y es que, aun cuando el título oficial para quienes se especializan en ese campo es el de Cirugía Plástica, Estética y Reparadora, muchas personas sin especialidad llevan a cabo ese tipo de intervenciones.

Desde entonces la familia de Sara ha emprendido una doble batalla: una en busca de justicia por su muerte y otra por una ley contra el intrusismo y su cumplimiento. Que solamente quienes tengan la especialidad, experiencia y certificación en Cirugía Plástica, Estética y Reparadora puedan realizar ese tipo de procedimientos, tanto en el ámbito público como en el privado.

La lucha les ha significado enfrentar en tribunales a quienes son responsables directos de la mala praxis que le arrebató la vida a Sara y, vinculado a ello, se dieron a la tarea de indagar, informar y concientizar a la sociedad sobre el problema del intrusismo. Hicieron manifestaciones, arduas campañas de denuncia y concientización; se reunieron con congresistas en la sede del Parlamento en Madrid y con el presidente del gobierno español hasta lograr que avanzara la ley, que en España se conoce como Ley Sara.

En diciembre de 2022, en el Congreso de España se discutió la Ley Sara para establecer una legislación sobre cirugía plástica estética y contra el intrusismo. Entre los argumentos que plantearon los diputados se expuso la necesidad de que en España el gobierno pusiera mayor atención al problema de los "falsos profesionales" que "juegan con la salud de las personas con el señuelo de la belleza *low cost*".

Uno de los diputados expuso:

> En España se conocen problemas y fraudes, en ocasiones masivos, con la salud de por medio, pero las alarmas suenan cuando trasciende el escándalo por el clamor de las víctimas o el desgarrador testimonio de las familias que han perdido a un ser querido, como son los casos que se han citado de Sara Gómez o Silvia Idalia Serrano [quien a sus 34 años falleció luego de someterse a una triple cirugía estética en una clínica en Madrid que era muy anunciada "por famosos"], pacientes que tienen que afrontar las complicaciones y secuelas irreparables de determinados procedimientos aplicados por franquicias y compañías camufladas bajo un impenetrable entramado societario y comercial, auxiliado de campañas publicitarias muy agresivas...
>
> En el Congreso no han faltado testimonios de quienes han sufrido los efectos perversos de falsos tratamientos milagro, que ahora, en la época de Instagram, las redes sociales, la imagen y los *influencers*, se nutren de los cánones de belleza...

En el contexto de la discusión de la ley se expusieron cifras del intrusismo de quienes realizan procedimientos de índole plástica y estética, pero que no tienen la especialidad ni la certificación.

Fue en septiembre de 2024 cuando se publicaron las nuevas disposiciones legales en el *Boletín Oficial del Estado* de España.

Pero los intrusistas no están dispuestos a dejar la tajada de un negocio que les representa tantas ganancias, y comenzaron a presentar amparos contra dicha ley.

Además de la irreparable pérdida de Sara, en esa doble batalla, su familia ha padecido amenazas al tener que enfrentar lo que Rubén denomina "corporativismo médico":

> No debería ser, no es justo que una familia que estuvo en duelo, que estuvo rota y que se enfrentó a la pérdida de Sara, fueran quienes tuvieran que impulsar esto, pero, bueno, nos ha tocado a nosotros y vamos a llegar hasta el final, eso está claro. Esto es sentido común y lógica: que quien haga una operación, en este caso de estética, porque es donde está el problema, es donde radica el problema del intrusismo, que por lo menos tenga la formación y la cualificación mínimas, que tenga la experiencia.

La familia de Sara ha sido incansable en buscar justicia y que la Ley Sara funcione para evitar más muertes generadas por el intrusismo:

> Sara nos dejó un legado a nivel familiar: si ya éramos una familia muy unida, nos hemos unido mucho más. Y, sobre todo, Sara para la sociedad de España va a dejar la promesa

de ser la última, porque ella fue el resultado de todo lo mal que está la ley, de todo lo mal que la ley posibilita [previo a las modificaciones que a partir de la Ley Sara se hicieron]. Entonces, gracias a ella en parte se va a implantar y ha nacido ya esa Ley Sara, que por lo menos va a salvar vidas, ese va a ser el mejor legado, la Ley Sara.

La Ley Sara se trata también, me explica Rubén, de que los profesionales de la salud ponderen la ética y el estado de sus pacientes.

Porque, señala Rubén: "No necesitaba ella esa operación, necesitaba un buen consejo de un buen profesional, un profesional con el código deontológico y el código ético médico en la mano".

Por aquellos días en que converso con Rubén sobre lo ocurrido con Sara en España, en más países surgen otros fallecimientos por intrusismo o mala praxis, también en procedimientos estéticos.

En Italia, una mujer de 62 años murió durante una liposucción en una clínica privada de Roma; según datos de la Fiscalía que indagaba su fallecimiento, el médico que la intervino tenía un historial de otro fallecimiento en que se detectó que hubo irregularidades y falta de higiene en el procedimiento.

En México, una joven de 29 años, creadora de contenido para TikTok e *influencer*, falleció en una cirugía estética.

Otra mujer de 48 años, Gladys, falleció cuando se sometía a un procedimiento de lipoescultura a manos de un intrusista en Miraflores, en Lima, Perú. El intrusista actuaba en comparsa con una "enganchadora" que buscaba mujeres en zonas comerciales y de mercados para incitarlas a practicarse la lipoescultura. El lugar donde hacía sus procedimientos era un departamento provisto apenas con una camilla, algunos aparatos y botes de basura. En la camilla Gladys quedó muerta por un paro cardiorrespiratorio, tras lo cual quedaron en la orfandad sus siete hijos.

Así, de país en país, se van sucediendo casos en que se detecta que quienes realizaron los procedimientos aprovechaban las redes sociales para crear y difundir pomposos anuncios donde aseguraban ser lo que en realidad no eran; los lugares donde llevaban a cabo sus procedimientos no tenían las condiciones elementales en infraestructura y de higiene, aunque sus pretenciosos nombres y fotografías anunciaran lo contrario. También, recurrían a "enganchadoras" que incitaban a realizarse los procedimientos.

Es usual que los intrusistas y charlatanes utilicen como principal plataforma para anunciarse sitios web y, particularmente, las redes sociales, incluyendo las famosas fotografías del "antes" y "después" que tanto deslumbran e impresionan a quienes las miran. La publicidad engañosa, falsa, nutre sus anuncios. Recurren a campañas publicitarias muy agresivas que insisten en su supuesto *low cost*, que no se corresponden con lo que podría costar un procedimiento en que se cumplan todos los requerimientos y estándares.

No se conoce el número total de establecimientos que operan ofreciendo procedimientos estéticos —con o sin bisturí— dado el factor de la clandestinidad, porque suelen también operar en domicilios particulares, casas en las que instalan algunos equipos, en departamentos, "clínicas de garaje". En España, por ejemplo, en 2024 la Guardia Civil desmanteló en Cantabria una clínica de garaje en la que dos hombres y dos mujeres colombianos hacían procedimientos quirúrgicos, inyectables y de "plasma", que afectaron a por lo menos 13 personas. Captaban a sus clientes-víctimas mediante anuncios de internet en redes sociales. Cuando la Guardia Civil hizo el operativo les incautaron una sustancia que inyectaban supuestamente para pérdida de peso; también, toxina botulínica coreana ilegal, una máquina para mezclar, muchos otros insumos falsos y material clínico y quirúrgico.

Estas clínicas "patito" —como las llamamos coloquialmente en México— ofrecen procedimientos también en locales donde supuestamente solo se comercializan productos de belleza, estéticas donde se arregla el cabello o la manicura; en spas donde se dan masajes o se aplican mascarillas. Igualmente en centros comerciales es cada vez más usual encontrar estos negocios.

México es otro de los países donde han proliferado los cursos exprés que facilitan el intrusismo. En 2023 la Cofepris emitió una alerta respecto a las "maestrías en cirugía estética [que] representan un falso ejercicio de esta profesión y un riesgo a la salud".

En la alerta se explica que "el personal de salud que realice procedimientos quirúrgicos deberá provenir de instituciones de salud oficialmente reconocidas". Que, para la realización de procedimientos quirúrgicos, la persona especialista debe ser egresada de instituciones de salud oficialmente reconocidas y acreditar ante el Comité Normativo Nacional de Consejos de Especialidades Médicas (Conacem) su entrenamiento, habilidades, destrezas y pericia para obtener la certificación y recertificación correspondientes.

Y es que el intrusismo también se explica por el surgimiento de escuelas *patito* donde se ofrecen cursos de fin de semana de supuesta "medicina estética y longevidad".

Las escuelas *patito*, con sus cursos exprés, a los que incluso se inscriben quienes no tienen formación alguna en el ámbito de la salud, se anuncian en páginas de internet con frases como "Una semana para convertirte en un médico experto en medicina estética. Descubre lo que necesitas conocer para que tu clínica sea todo un éxito". Y están dirigidos lo mismo a "personal de salud u otro".

Norma, víctima de intrusismo; Norma, víctima de feminicidio

Norma fue dos veces víctima de un intrusista, de esos que hacen cursos exprés, "patito".

La mañana en que la asesinaron, en junio de 2024, Norma había salido muy temprano de su casa, en la alcaldía Iztapalapa, en la Ciudad de México, para dirigirse a su trabajo como enfermera. Apenas había caminado algunas calles cuando un hombre le dio alcance y le disparó. Norma le había dicho a su familia que su vida corría peligro por la denuncia que había presentado contra José Humberto Cuéllar Ferrara, médico que en 2022 le había hecho un fallido procedimiento de liposucción en que le causó quemaduras de tercer grado y necrosis, lo que le provocó muchos estragos de salud, y quien además la había tocado indebidamente. Lo denunció ante la Fiscalía por mala praxis, abuso y acoso sexual.

El proceso de denuncia se convirtió para ella en algo tortuoso y peligroso. No solo se lo hizo saber a su familia: en sus redes sociales Norma dio cuenta de las amenazas de las que era víctima por parte del médico José Humberto Cuéllar, luego de denunciar las severas complicaciones de salud que él le había provocado.

A su familia le dijo que la habían intentado matar, y denunció ante las autoridades. En sus redes, Norma responsabilizó al médico de lo que pudiera ocurrirle.

"Todos los días al salir de mi domicilio para ir al trabajo o realizar otras actividades tengo miedo e intranquilidad de que atenten contra mi vida. Hago responsable al Dr. José Humberto de todo lo posible que pueda afectar mi integridad física y mental", escribió.

Luego la asesinarían. El sicario fue detenido y declaró que le habían pagado 20 mil pesos por perseguir a Norma y dispararle. El médico se había dado a la fuga y se ocultó en Colombia. En diciembre de 2024, la Policía Nacional de Colombia y la Interpol dieron con él y lo detuvieron en el municipio de Floridablanca, Santander, donde vivía en su fuga con la fachada de vendedor de arepas en un pequeño local.

El costo del *low cost*

Incentivadas por las redes sociales y los *influencers*, personas de cada vez menor edad buscan someterse a procedimientos con bisturí o inyectables. Los adolescentes son el sector que más capta aquello que se promueve como *low cost* o de bajo costo. Muchos de estos procedimientos han empezado a promocionarse como regalos para quinceañeras o para jóvenes que apenas llegan a la mayoría de edad, cuyas facciones aún ni siquiera han terminado de definirse, pero ya buscan modificar.

Durante mi indagatoria periodística hablé con especialistas que incluso han visto llegar a sus consultorios a jóvenes a quienes ya no es posible practicarles siquiera una intervención más en la nariz, que es la más solicitada. La rinoplastia, la liposucción y el aumento de senos o glúteos son los procedimientos con mayor popularidad en redes sociales entre las personas más jóvenes.

Asimismo, cada vez es más común que adolescentes comiencen a inyectarse sustancias de forma "preventiva", sin la orientación suficiente ni la certeza del tipo de sustancias que se utilizan.

Las redes sociales se han convertido en plataformas para difundir y enganchar a los usuarios para practicarse cirugías exprés y *low cost* con estrategias de mayor alcance en términos económicos, pero que también enmascaran mayores riesgos. Lo mismo "minilipos" que "rinoplastias", son los anuncios que más abundan.

Otro de los problemas asociados con los procedimientos estéticos *low cost*, como se ha mencionado, es su realización en lugares no solo no aptos, sino hasta en los impensables. En mayo de 2023, en Jalisco, a Nayeli, una mujer de 34 años, le hicieron una liposucción sobre una camilla para masajes que se improvisó dentro de un local cuyo giro comercial era de restaurante. En ese restaurante Jorge, un estudiante de medicina que se hacía pasar por cirujano, y otros dos de sus compañeros pusieron la camilla para masajes y, sobre ella, Jorge liposuccionó a Nayeli provocándole la muerte. Dejó así en la orfandad a sus cinco hijos. Para hacerse pasar por médico Jorge usaba uniforme e insignias falsos. Por el delito de homicidio calificado, usurpación de funciones públicas y uso indebido de uniformes e insignias fue sentenciado a tres años de prisión; sus cómplices escaparon.

Inicialmente Nayeli había sido citada para la cirugía en una clínica en Zapopan, pero horas antes de la cirugía recibió una llamada de Jorge, el falso médico, para cambiarle la ubicación del procedimiento, el cual finalmente se llevó a cabo en el local en Tepatitlán. Cuando llegó Nayeli con una de sus amigas se encontraron con que era un restaurante, y allí le hicieron el procedimiento que la llevaría a la muerte.

En el Estado de México, en agosto de 2023, otra joven, Yuritzi, abogada de 28 años, fue víctima de un intrusista, quien adaptó una casa como "clínica" donde promovía cirugías "a bajo costo" y una enganchante "oferta" de "tres cirugías al precio de una". Le realizó entonces una triple cirugía: lipotransferencia y bichectomía. El lugar ya tenía antecedentes de otras negligencias.

Con el llamativo anuncio de *low cost* intrusistas y charlatanes enganchan a personas en muchos países. En Italia, por ejemplo, la joven Ágata Margaret Spada contrató una rinoplastia en un establecimiento que encontró mediante TikTok, en el que se anunciaba "remodelación de nariz en tan solo 20 minutos". Se prometía un procedimiento poco invasivo y a bajo costo y Ágata acudió. Ese noviembre de 2024, a sus 22 años, falleció.

Cada vez se ven más anuncios que promueven cirugías de esa naturaleza a "bajo costo", con los cuales atraen a quienes se dejan convencer fácilmente por la publicidad. Lo cierto es que esta podría enmascarar intrusismo y que las condiciones donde se practican los procedimientos no son las adecuadas o que los insumos que se utilizan son de dudosa procedencia. El aparente "bajo costo" podría convertirse en el más alto que alguien podría llegar a pagar: la propia vida.

En 2023, en Bolivia, una adolescente pasó 28 días en terapia intensiva luego de una "minilipo". En TikTok había visto el anuncio: se le ofrecía un descuento al informar que había visto el anuncio en dicha aplicación. Quien la intervino era odontóloga.

La ostentación y exhibición en las redes sociales de figuras públicas e *influencers* que presuntamente han pasado por procedimientos estéticos motivan en otros usuarios la inquietud y necesidad de someterse también a intervenciones. Y hasta a imitar lo que les recomiendan como procedimientos "caseros".

Así es como se han popularizado las supuestas "rinoplastias caseras", como se anuncian, que consisten en venderles objetos plásticos para que los introduzcan en las fosas nasales, lo que también pueden dañar severamente la nariz.

Al mismo tiempo, las redes sociales son usadas de manera cada vez más frecuente por esteticistas —o quienes se asumen como tales—, que en ocasiones usurpando funciones de un profesional realmente especializado promueven su supuesto trabajo con fotografías del popular y enganchante "antes y después", para lo cual se recurre frecuentemente a imágenes alteradas, retocadas, falsificadas.

Así, las redes sociales se han vuelto una vía de contacto de personas cada vez más jóvenes que, inconformes con su físico, buscan someterse a una cirugía u otro tipo de procedimiento estético.

Hay establecimientos de cirugía estética que incluso promueven paquetes "todo incluido", manejan promociones tipo Black Friday o El Buen Fin y hasta ofrecen los procedimientos en "tandas" (como detallaré más adelante). Estas "cirugías con descuento" se venden, pues, como si fuesen prendas de vestir de fin de temporada.

Este tipo de "promociones" o el "bajo costo" que se enfatiza debería tratarse como un foco rojo respecto a la seguridad o efectividad de los procedimientos, así como de la falta de condiciones mínimas que el establecimiento tiene para un asunto tan serio como una cirugía o procedimientos en los cuales está de por medio la salud y la vida de las personas.

Aun cuando los procedimientos estéticos —con o sin bisturí— con los años se han vuelto más accesibles dado el crecimiento de la demanda, no hay cirugía ni productos para embellecimiento verdaderamente "baratos", ni tampoco fórmulas mágicas.

Sin embargo, el hecho de que algo se ofrezca a un costo muy elevado o en un lugar que aparenta lujo tampoco es sinónimo de efectividad o de que quienes practican esos procedimientos sean médicos especialistas certificados.

En sus anuncios a veces incluyen comentarios de supuestos usuarios "recomendando" los servicios y hablando de los procedimientos que dicen les fueron practicados de manera "exitosa"; aunque no hay forma de verificar efectivamente la veracidad de esa información.

Mostrar sus costos en dólares —o en otras divisas dependiendo el país— incluyendo comentarios de pacientes extranjeros es parte de la promoción del turismo estético que está en boga.

Por muy fastuoso o profesional que aparente ser un establecimiento en su página de internet, por muchos testimonios que incluya, por muchas fotografías del "antes" y "después", por mucho que *influencers* lo recomienden, nada garantiza nada. Todo ello puede ser fácilmente falsificable, mera apariencia. Incluso que algún *influencer* promueva cierto establecimiento podría tratarse del pago por alguna promoción, y no que realmente los servicios se lleven a cabo con el profesionalismo del que se habla.

Cuando una persona decide someterse a un procedimiento no hay precaución de más. Revisar las especialidades de quien la atenderá es algo indispensable, y debe informarse también qué sustancias se le aplicarán.

Se trata de un ámbito en que las víctimas de engaño y daño no son solo personas que buscan tratamientos a costos menores, sino también quienes invierten cuantiosos recursos.

Para muestra, allí está el caso de Linda Evangelista, la más famosa *top model* de los años noventa, el rostro mejor pagado de las pasarelas que un día sí y otro también aparecía en las portadas de las revistas más glamurosas. Ese rostro, sin embargo, fue desfigurado por tratamientos estéticos que le prometían adelgazarlo: le inyectaron sustancias distintas a las que le habían dicho, según lo expuso ella misma, debido a lo cual se vio obligada a someterse a otros tratamientos para intentar revertir el daño.

Como se explicó, la estimación promedio es que cada año, a nivel mundial, 25 millones de personas se someten a procedimientos estéticos quirúrgicos o no quirúrgicos.

Las cifras anteriores se refieren a las estadísticas formales, a lo que se reporta desde la legalidad, pero hay un subregistro de los procedimientos practicados en lugares no aptos o clandestinos, que ofrecen cirugías estéticas, intervenciones quirúrgicas y no quirúrgicas, tratamientos con modelantes, rinomodelación, bichectomía, prótesis e implantes para aumento de busto, de glúteos, liposucciones y un largo etcétera, anunciándose principalmente en internet y redes sociales sin restricciones.

Ante el intrusismo, que, como hemos visto, es un problema mundial, en diversos países las agrupaciones certificadas han establecido mecanismos de denuncia. De cuando en cuando cirujanos certificados levantan la voz y emiten pronunciamientos en los que alertan a los gobiernos de los riesgos de los falsos especialistas.

El turismo estético y la proliferación de establecimientos y personas no capacitadas que realizan procedimientos que ponen en riesgo a las personas ha encendido las alertas para los gobiernos de algunos países, que han comenzado a emitir "recomendaciones".

Por ejemplo, así lo ha hecho el gobierno de España para quienes buscan viajar a Turquía a realizarse algún procedimiento. Esto se debe a que este país, a nivel global, es uno de los que recibe mayor turismo estético, y los españoles se cuentan entre sus principales clientes. En una de sus recomendaciones, el Ministerio de Asuntos Exteriores español expresó lo siguiente:

> En este país [Turquía] la gran mayoría de turistas españoles que se desplazan por ese motivo lo hacen para recibir tratamientos de tipo cosmético (cirugía gástrica, implantes capilares, etc.).
>
> El nivel de las instalaciones hospitalarias y de los tratamientos varía de manera muy relevante dentro del propio país, por lo que se recomienda encarecidamente a todos aquellos que estén considerando desplazarse para recibir tratamiento que analicen cuidadosamente tanto a los establecimientos como a los facultativos que vayan a realizar la

operación, y que sean conscientes de que las agencias que ofrecen este tipo de servicios lo hacen por interés económico…

Nos consta que en los últimos meses varios ciudadanos españoles han fallecido como consecuencia de someterse a intervenciones quirúrgicas de tipo cosmético en Turquía, y que otros tantos sufren graves secuelas. Otras embajadas de países cercanos informan ininterrumpidamente de parecidas experiencias.

El *boom* son los paquetes "todo incluido", que pueden contratarse mediante agencias en línea o redes sociales. Paquetes ya armados (de procedimientos) o combos que se pueden combinar, como cuando uno va al cine y se compra golosinas en la dulcería.

Hay agencias dedicadas a diseñar paquetes todo incluido de cirugía plástica estética en diversos países. Los que reciben mayor turismo estético son Corea (donde se ofrecen excursiones por los conocidos establecimientos de *K-Beauty*), Turquía, Brasil, Colombia, México y Tailandia. Las agencias ofrecen ocuparse "de todo" y "negociar las mejores tarifas con clínicas y cirujanos".

Entre las agencias, algunas tienen oficinas y representación en varios países; otras funcionan solo como páginas de internet a través de las cuales se llevan a cabo sus transacciones.

"Podemos ofrecerle tarifas asequibles permitiéndole combinar varios procedimientos", suelen anunciar.

En México las ciudades con más afluencia de turismo estético son la Ciudad de México, Tijuana, Guadalajara, Monterrey, Cancún y Puerto Vallarta.

Lo que ocultan los negocios de lo *aesthetic*

En México la Cofepris realiza algunas supervisiones sanitarias. Gracias a esto algunas clínicas o establecimientos han sido suspendidos provisionalmente; otros, clausurados por causas como que no tengan los permisos necesarios o que en ellos laboren personas no entrenadas para el tipo de procedimientos que realizan, con lo que ponen en riesgo la salud de las personas que acuden en búsqueda de modificaciones corporales con o sin bisturí de índole estética.

A veces los propietarios de clínicas registran en papel ante las autoridades cierta infraestructura, con la finalidad de que les otorguen los ansiados permisos. Pero cuando ocasionalmente llega una delegación supervisora resulta que la infraestructura que dijeron que tenían no existe en absoluto.

A menudo de las condiciones reales de los establecimientos no se conoce hasta que, desafortunadamente, los pacientes y víctimas de estos reportan o denuncian haber sido afectados por alguna mala práctica; o sus familiares, en los casos de los pacientes que fallecen.

Lo mismo en Polanco que en Nezahualcóyotl, en la Condesa que en Morelia o Cancún; lo mismo en zonas de estrato social bajo que en las zonas más ricas del país. Algunas han sido identificadas; una que otra, suspendida temporalmente; y algunas más, clausuradas definitivamente por irregularidades. No obstante, es usual que se busquen nuevos sitios para establecerse.

Lo que se ha encontrado en las verificaciones

En la investigación periodística para este libro revisé las actas de verificación de las inspecciones sanitarias hechas en distintos periodos por los especialistas de la Cofepris a algunas clínicas, hospitales y establecimientos que ofrecen procedimientos estéticos.

En aquellos lugares donde se detectaron irregularidades, los principales problemas en términos generales fueron los siguientes: falta de autorizaciones sanitarias, instalaciones y condiciones no aptas, personal no profesional de la salud que carece de estudios, cédulas o certificaciones, y medicamentos caducos o que originalmente pertenecían al sector público de salud.

Aparecen clínicas instaladas sobre avenida Presidente Masaryk, una de las áreas más exclusivas de la Ciudad de México; lo mismo que en Nezahualcóyotl, en el Estado de México; en Tijuana, famosa ciudad fronteriza muy popular para el turismo de los procedimientos estéticos, o en Cancún, destino turístico que se ha vuelto también muy socorrido por viajeros internacionales que buscan realizarse algún procedimiento estético.

Lo encontrado por los verificadores en esas inspecciones es un sumario de horrores porque evidencia la mercantilización y el lucro con el negocio de "lo estético" a costa de la salud de las personas por parte de quienes han visto en él una veta de oro sostenida por el deseo de algunos de "lograr" "ser *aesthetic*" según los cánones de belleza de la era digital.

Se da cuenta de infraestructuras que no cumplen lo mínimo para ofrecer este tipo de servicios, ni en sus instalaciones ni en equipamiento; a veces sin autorizaciones, a veces sin personal calificado o sin estudios con validez oficial o cédula profesional (que para ejercer clínicamente es indispensable); instalaciones insalubres; medicamentos caducos o que, aunque se encuentran en instalaciones privadas, pertenecían al sector público de salud, lo que significa que fueron sustraídos (robados, desviados); implantes en malas condiciones o con etiquetas que los exhibe como piezas de muestra que no deben usarse y aun así se mercantilizan; sustancias modelantes prohibidas como los ya descritos biopolímeros, peptonas o productos para supuestas mesoterapias (alcachofa, silicio, cafeína y carnitina); otros modelantes inyectables sin registros sanitarios o autorización alguna para usarlos de esa manera, algunos también caducos.

Se encontró que algunos establecimientos realizaban supuestos tratamientos de "plasma rico en plaquetas" sin ninguna autorización sanitaria, y que inyectaban también polímeros. Otros en que los supuestos tratamientos de carboxiterapia eran realizados por personal no especializado.

De las actas de verificación, a continuación se describen algunos casos que ilustran estas deficiencias.

Una clínica localizada en la ciudad de Morelia, en el estado de Michoacán, declaró ante las autoridades que su giro o actividades eran la medicina general y obstetricia. Se anunciaba como hospital de segundo nivel de atención. No obstante, los expedientes clínicos que se encontraron en sus archivos eran de personas a quienes se les había hecho lipoescultura, miniabdominoplastia, implantes mamarios, lipotransferencia glútea y rinoplastia.

La tarjeta de presentación en el establecimiento ofrecía "medicina general, obstetricia y más: pediatría, cirugía, cardiología, traumatología, otorrinolaringología, cirugía plástica".

En el lugar encontraron publicidad en carteles, mantas y volantes que promovían el tratamiento de láser CO_2 indicado para el "rejuvenecimiento de la piel, arrugas finas y profundas, envejecimiento solar de la cara, cuello, escote y manos, cicatrices por acné, hiperpigmentación y melasma, cicatrices por algún trauma o cirugía, estrías".

Además de no tener la documentación necesaria completa, su responsable sanitario no acreditó su especialidad.

Se hallaron documentos de tratamientos de lipotransferencia sin consentimientos informados; sin notas médicas.

No había procedimientos ni insumos para la higiene del lugar. Cuestiones tan básicas como procesos de lavado de manos se desconocían. En algunos sanitarios no se contaba ni con jabón ni insumo alguno para higiene, y vale destacar este detalle porque las condiciones de higiene y asepsia son cruciales en cualquier establecimiento clínico.

La descripción de la visita de inspección es un largo listado de carencias y deficiencias. Para muestra: en el quirófano se encontró una tarja de acero inoxidable sobre la que yacía un frasco de aspiración; en una caja de plástico, mangueras de aspiración, bultos de ropa sobre una camilla y botes con tubos de ensayo con residuos hemáticos.

Cuando se revisó el área de medicamentos se encontraron varios caducos y que además eran propiedad del sector público de salud; otros, sin registro sanitario.

En el lugar había otras áreas donde se realizaban intervenciones a las que, sin embargo, no se les permitió el acceso a los verificadores de la Cofepris.

Otro caso descrito en las actas: una clínica en Presidente Masaryk, en lo alto de un edificio con un centro comercial. Allí se realizaban procedimientos como aumento de senos, liposucciones, lipoescultura, entre otros. Sus instalaciones, aun en esa zona, que es una de las más costosas de Polanco, no cumplían con la normatividad en infraestructura de quirófanos, con riesgo de contaminación por no mantener las condiciones de asepsia y ambiente estéril. La sala de recuperación tampoco cumplía con la infraestructura.

Otra: una clínica ubicada en un penthhouse de la colonia Hipódromo Condesa, también en la Ciudad de México. Allí se encontraron insumos inyectables que no cumplían la normatividad sanitaria: su fecha de caducidad estaba vencida y no tenían registro. Además, se ofrecían terapias y procedimientos para los cuales no estaban certificados. Las instalaciones tampoco cumplían con los requerimientos mínimos.

Otra más: instalado en la colonia Anzures, igual en la Ciudad de México, un establecimiento ofrecía procedimientos estéticos y medicina de spa. En una inspección se encontraron soluciones abiertas y multipuncionadas, medicamentos con fecha de caducidad vencida, toxina botulínica sin registro sanitario, cremas también caducas; había una vitrina en la que se exhibían los implantes mamarios que allí colocaban, pero los tenían en un ambiente totalmente inapropiado para su conservación y manejo. Parte del personal no tenía acreditaciones ni constancias de capacitación para aplicar algunos de los procedimientos que ofrecían.

Otro: sanatorio en la colonia Lindavista, de la Ciudad de México, dirigido por un médico cirujano y homeópata. En él se ofrecía cirugía general, ortopedia, otorrinolaringología, ginecoobstetricia y "estéticas". Se encontró en malas condiciones de mantenimiento la infraestructura, el mobiliario y el equipamiento médico. También allí detectaron medicamentos que pertenecían al sector salud, algunos ya caducos y otros que tenían mal manejo.

En la colonia Del Valle, de la Ciudad de México, un establecimiento ofrecía cirugías estéticas. En la visita de verificación el médico a cargo afirmaba tener una maestría en Medicina Antienvejecimiento y Estética, pero no contaba con acreditaciones.

Ninguno de los supuestos profesionales de la salud tenía credenciales académicas ni acreditaciones en la especialidad de Cirugía Plástica, que eran los servicios que ofrecían.

Se les solicitaron los expedientes clínicos de sus pacientes y no los presentaron.

Se descubrió instrumental quirúrgico que no correspondía a la actividad para la que había sido autorizado el establecimiento: como consultorio. Este no tenía licencia sanitaria para llevar a cabo procedimientos quirúrgicos, pero los hacía, lo mismo que aparatología, mesoterapia, aplicación de peptonas, de hilos tensores, de toxina botulínica, de ácido hialurónico, masajes, faciales, carboxiterapia, y otras intervenciones para las cuales usaban cánulas de aspiración, equipo de succión y mangueras.

Se descubrieron productos que no se deben inyectar, pero que aun así suministraban: peptonas, colagenasa, L-carnitina + cafeína, solución anticelulítica, ácido desoxicólico y otras sustancias que no tenían registro sanitario y aunque su aplicación por medio de inyección está prohibida, allí los usaban como sustancias para rellenar.

Otra visita de inspección encontró un centro médico donde un otorrinolaringólogo colocaba implantes mamarios, los cuales además se tenían en una habitación-consultorio inhabilitada que servía de almacén de expedientes clínicos e insumos, sin control de temperatura ni de humedad. Las tomas de oxígeno estaban sin tanques disponibles, no había botiquín de urgencias, tenían medicamentos caducos o algunos propiedad del sector público de salud, el manejo de residuos biológico-infecciosos era deficiente.

Otro establecimiento en el Estado de México con autorización para procedimientos quirúrgicos obstétricos, sus planos habían sido autorizados para una infraestructura que no era la que en realidad tenían. Esta no cumplía los lineamientos y se encontraron medicamentos caducos y del sector público de salud.

Un establecimiento en Ciudad Nezahualcóyotl ofrecía rinomodelaciones, prótesis mamarias, implantes, rellenos, liposucciones, extensiones, blanqueamiento de dientes, cirugía de nariz, mentón, ojos, perfilamientos faciales y un largo largo etcétera. Cuando se inspeccionó no tenía ni licencia sanitaria. Destaca en el acta de verificación que la persona que estaba como encargada se negó a permitir la revisión y se detalla cómo vía telefónica recibió instrucciones para que no dejara que se vieran las condiciones reales en las que estaba ese lugar.

En una clínica de Ciudad Satélite se realizaban procedimientos para los que no tenía autorización. Quienes los practicaban tampoco eran especialistas. La infraestructura era deficiente. Se encontraron medicamentos propiedad del sector público de salud; otros ya caducos, otros mal conservados, otros de reúso.

El acta de verificación de un establecimiento en Toluca identificó como anomalías principales: "Dentro de las actividades que ofertan están bótox, baby bótox, lipopapada y bichectomía, y no cuenta con un médico o cirujano plástico, estético o reconstructivo para realizar estas actividades estéticas, además de que el aviso de funcionamiento y el aviso de responsable sanitario que presentan es para consultorio de odontología".

En Cancún, en una clínica especializada en turismo estético no se realizaban estudios preoperatorios completos ni se daban instrucciones posquirúrgicas. Las instalaciones no cumplían con las especificaciones requeridas para el tipo de servicios, además de que se hallaron deficiencias en la infraestructura, insumos caducos o pertenecientes al sector público de salud, así como materiales y pruebas de laboratorio, a pesar de que el establecimiento no tenía autorización para operar como laboratorio.

Como ya se ha explicado y evidenciado a lo largo de este libro, el gran problema en el mundo de la cirugía plástica y los procedimientos estéticos es la mala praxis o la negligencia a manos de intrusistas. Una muestra de esto es lo que en México ocurrió con las pacientes del "estiticista" Eduardo Gómez Casarrubias, uno de los contados casos que han sido procesados judicialmente gracias al esfuerzo y las denuncias que presentaron las víctimas y los familiares afectados.

Del tipo de prácticas que realizaba se tuvo mayor conocimiento cuando los familiares de sus pacientes que murieron durante los procedimientos quirúrgicos lo acusaron penalmente.

Casarrubias se anunciaba principalmente en redes sociales y ejecutaba sus procedimientos en diversas instalaciones clínicas, tanto en la Ciudad de México como en el Estado de México, rentando los quirófanos.

Casarrubias se había hecho muy popular en las redes sociales cuando se difundió que era él quien operaba a mujeres que —según exhibían ellas mismas— eran parejas sentimentales de personajes a quienes las autoridades señalaban como miembros del grupo criminal La Unión Tepito ("las novias de La Unión" se las llamó); también atendía a edecanes de programas de televisión.

Ahora que reviso las actas de las inspecciones a establecimientos que realizan procedimientos estéticos, encuentro aquellas hechas a los sitios en los que Casarrubias realizaba sus intervenciones, cuando este ya estaba bajo investigación judicial por las denuncias presentadas en su contra. Reviso las inspecciones de clínicas en el Estado de México.

En julio de 2022 fue detenido. En mayo de 2024 un juez le dictó una sentencia de 40 años de prisión por homicidio culposo de dos pacientes.

Era un falso cirujano que hacía todo tipo de procedimientos con bisturí sin tener ninguna formación ni certificación en esta área. En redes sociales muchas personas escribieron sobre los malos procedimientos que les había realizado también. Incluso una famosa cantante de reguetón habló públicamente de las malas cirugías que Casarrubias le había practicado.

Las inspecciones por parte de las autoridades a estos establecimientos han sido insuficientes. En muchos casos solo se hicieron luego de que los pacientes sufrieran anomalías o mala praxis, o que incluso fallecieran a causa de los malos procedimientos.

Así ocurrió con una clínica estética de Cancún donde, en febrero de 2015, Daniel Guevara, locutor de radio, se sometió a una liposucción. En esta le extrajeron 12 litros de grasa abdominal (el límite promedio son cuatro litros; algunos expertos dicen que no puede ser más del 5% del peso corporal total de la persona), lo cual dejó estragos por las perforaciones que le hicieron en el intestino y que le destrozaron el abdomen. Quedó en estado de coma y tuvo que ser trasladado a un hospital. Dos meses después, en abril, murió.

La verificación sanitaria a la clínica donde se llevó a cabo aquel procedimiento, la cual estaba instalada en un cubículo en el segundo nivel de una plaza comercial, no se realizó sino hasta marzo de 2015. Pero además no se les permitió a los verificadores acceder a las áreas donde se hacían los procedimientos quirúrgicos; tampoco se les mostró el tipo de medicamentos o insumos con que contaban.

Reviso también las actas de las inspecciones a establecimientos sancionados, derivado de distintas irregularidades o inclumplimientos, ubicados en entidades como Sinaloa, San Luis Potosí, Michoacán, Durango, Quintana Roo, Guanajuato, Hidalgo, Puebla, Jalisco, Oaxaca y Baja California. Clínicas que ofrecían "embellecimiento" corporal, reducción de peso, mejora estética, cirugía plástica y reconstructiva. Consultorios que ofertaban tratamientos invasivos y no invasivos: spas con masajes reductivos; clínicas bariátricas en las que se realizaban procedimientos como lipoescultura, liposucción, abdominoplastia; consultorios de medicina alternativa como la acupuntura, técnica usada para el control de peso; consultorios donde practicaban tratamientos de medicina estética y antienvejecimiento como la aplicación de toxina botulínica, microdermoabrasión, rellenos faciales, sueros vitaminados, así como rinomodelación y "cirugías ambulatorias".

Cuando se suspende o clausura uno de esos establecimientos, sin embargo, suele mudarse a otro domicilio para seguir con el negocio, en la misma y cada vez más usual práctica de alquilar consultorios o quirófanos, cuyos administradores, no obstante, en caso de alguna complicación, simplemente no asumen responsabilidad alguna.

Incluso si ocurre un fallecimiento, los administradores o dueños de los consultorios o quirófanos rentados se desentienden argumentando que el médico o la persona que incurrió en mala praxis no trabajaba con ellos.

Este mecanismo de tercerización de servicios es la modalidad que ha facilitado el intrusismo. En el ámbito de la cirugía plástica y otros procedimientos estéticos con o sin bisturí, se usa cada vez más en distintas regiones del mundo. Las autoridades deberían aplicar supervisiones más estrictas en los establecimientos que se prestan a ello, ya que es donde hay mayor margen para la mala praxis.

Del quirófano a la Fiscalía

Con la proliferación de los procedimientos estéticos con y sin bisturí, y debido a la insuficiente supervisión preventiva a los establecimientos donde se practican y su personal, cada vez más fiscalías reciben denuncias de víctimas cuyos cuerpos y salud han resultado afectados, o de sus familiares en aquellos casos donde los pacientes han fallecido durante el procedimiento o como consecuencia de este.

Estas denuncias evidencian los desafíos que enfrentan las autoridades de distintos países, así como los principales tipos de procedimientos que suelen ser más riesgosos.

Para el caso de México —que, como ya se mencionó, se ha convertido en un destacado destino del turismo estético—, son las fiscalías de cada entidad ante las que se han denunciado prácticas relacionadas con los procedimientos estéticos con y sin bisturí.

Para esbozar una radiografía de los daños, para este libro se obtuvieron datos de las denuncias presentadas ante cada fiscalía y sus correspondientes carpetas de investigación abiertas. A continuación se detallarán solo algunos casos.

En Baja California, por ejemplo, del año 2001 y hasta marzo de 2025 se habían abierto 203 carpetas de investigación por negligencia médica o responsabilidad médica y técnica (al momento de concluir este libro algunos casos se encontraban aún en etapa de investigación). Los motivos: liposucciones con complicaciones; infiltración de glúteos o senos con biopolímeros falazmente presentados como ácido hialurónico; cirugías para implantes de senos y glúteos con fallos; inyección de silicona en glúteos; inyección de polímeros en rostro; problemas en el funcionamiento de la nariz tras cirugía estética; complicaciones tras cirugía de párpados; cirugías de rostro para estiramiento facial también con complicaciones; infiltración de polimetilmetacrilato en procedimientos estéticos de nariz y mentón, y que causó tumoración según una denuncia presentada.

Una de las carpetas de investigación se inició cuando una persona denunció que tras un implante de senos el tamaño de uno y otro era diferente y le escurría el líquido de estos.

Otro caso refiere a una cirugía para implantes de busto que necrosaron el tejido, y luego se supo que la persona que había intervenido a la paciente no era especialista.

También se da cuenta de varios fallecimientos por complicaciones tras cirugía estética, principalmente liposucciones, cirugías bariátricas y las llamadas "cirugías combinadas", en las cuales en una sola intervención se practican múltiples procedimientos. De hecho, los datos que obtuve de las fiscalías señalan cómo estas "cirugías múltiples" que terminan causando graves daños son principalmente ejecutadas por manos de intrusistas o charlatanes (algunas de las más populares son las llamadas *mommy makeover*).

Otra denuncia se presentó por el fallecimiento de una persona por broncoaspiración, la cual contrajo cuando en un consultorio le hicieron una "miniliposucción".

A otra persona le realizaron una "lipo 360", que incluye la espalda y trasferencia de grasa para aumentar el tamaño de los glúteos, durante la cual tuvo complicaciones, la ingresaron a terapia intensiva, sufrió tres infartos y falleció.

También se han abierto varias carpetas de investigación por fraude en contra de quienes han ofrecido, en un esquema de "tandas", procedimientos de cirugía estética, los cuales finalmente no se practicaron.

Esta modalidad de fraude —que ha ocurrido en varias entidades del país— tiene como blanco a personas a las que se les ofrece participar en "tandas" de cirugías, es decir, que vayan pagando número a número, como si se tratara de un "ahorro", pero cuando llega su turno no se les realiza ningún procedimiento.

Haciendo un paréntesis, como la modalidad de "tandas en cirugías estéticas" está cobrando más popularidad, en un esquema en que se promueven los intrusistas o charlatanes. En agosto de 2025, Jacqueline Briones, una joven de 25 años de edad, falleció en Nuevo León al someterse a una cirugía estética en la modalidad de tanda. En la autopsia se encontró que le perforaron los pulmones y el hígado.

Muchas otras denuncias se han presentado por lipoesculturas infectadas, lipoesculturas necrosadas, lipoesculturas en las que se inyectaron polímeros y cirugías bariátricas con complicaciones.

Otra señala que la persona se sometió a cirugía abdominal y *liftting* en las piernas, pero después presentó sepsis, anemia, hipotiroidismo y depresión.

Varias carpetas de investigación abiertas por la Fiscalía son por el delito de usurpación de funciones, en contra de médicos o no médicos que laboran en establecimientos no acreditados o que no cuentan con la documentación o certificaciones para llevar a cabo procedimientos quirúrgicos, bariátricos y estéticos.

Otras denuncias se han hecho porque a los pacientes se les dijo que se usarían sustancias "autorizadas" para modificarles la nariz o rellenarles los labios, las cuales terminaron deformándoles el rostro, puesto que en realidad se habían usado polímeros que, como se describió en páginas anteriores, causan daños de por vida.

En Chihuahua, la Fiscalía ha abierto carpetas de investigación por el delito de lesiones imprudenciales, producidas principalmente en procedimientos de aumento de glúteos, liposucciones, lipoesculturas y aumento de labios. Los registros que obtuve datan del año 2016 y hasta los primeros meses de 2025.

En la Ciudad de México, en el periodo que va de 2020 hasta marzo de 2025, la Fiscalía había abierto 776 carpetas de investigación por el delito de responsabilidad profesional en procedimientos estéticos. Las alcaldías donde más carpetas de investigación se han abierto a partir de denuncias son Benito Juárez y Cuauhtémoc.

En Michoacán, se han abierto carpetas de investigación por delitos como abandono del servicio médico, ejercicio indebido de la responsabilidad laboral, práctica indebida del servicio médico y responsabilidad profesional y técnica.

En Oaxaca, las denuncias presentadas han derivado en carpetas de investigación por los delitos de homicidio, responsabilidad médica por abandono injustificado de lesionado o enfermo, lesiones culposas con la agravante de responsabilidad médica y técnica.

En San Luis Potosí, las carpetas de investigación se han abierto por lesiones y pérdida de memoria por mala praxis en cirugía, y por no realizar las operaciones que se estipularon.

En Sinaloa los datos que obtuve de la Fiscalía datan del año 2017, y hasta 2025 se han abierto carpetas de investigación relacionadas con un homicidio culposo en un procedimiento estético y 13 por responsabilidad profesional.

Las denuncias relacionadas con procedimientos estéticos, suponen un reto para las fiscalías en los procesos de indagatoria, integración de carpetas y judicialización. Pero no es algo exclusivo de México: pasa también en otros países a medida que proliferan los negocios de lo "estético".

En Colombia, otro de los destinos importantes del turismo estético, en el que existe el precedente de los inyectables sintéticos, los fiscales se han ido especializando según los procedimientos estéticos.

Lo veo así en Cali: reunidos en una sala de las instalaciones de la Fiscalía, mientras un grupo de cirujanos plásticos, estéticos y reconstructivos expertos y certificados les explican los procesos de preparación y certificación en su área, así como la técnica y pericia que se necesitan para realizar tal o cual procedimiento, los fiscales detallan los problemas a los que se han enfrentado al indagar para conformar las carpetas de investigación de las denuncias que reciben.

Estoy presente en la reunión y puedo conocer de manera directa varios casos relacionados con consecuencias del intrusismo. Pero también de otros que involucran a cirujanos certificados, infraestructuras insuficientes o falta del equipamiento necesario: las complicaciones también pueden terminar en desastre.

En la reunión de fiscales y peritos en Cali, uno de los médicos que forman parte del área de Medicina Legal de la Fiscalía, y quien denota su amplio conocimiento, hizo la siguiente observación dirigiéndose también a otros cirujanos allí presentes:

> Aquí se trata de que ustedes, cuando van a ingresar a un paciente, no solo confíen en lo que ustedes son capaces de realizar, sino que el espacio donde ustedes van a operar a la persona tenga capacidad de respuesta, porque nosotros tenemos casos [en las fiscalías] de profesionales que están titulados, pero comienzan a hacer cirugías en cualquier lugar. Tenemos casos en que no tienen capacidad para llamar una ambulancia, porque no tienen de dónde llamar. Esas personas perdieron la vida porque no se tuvo la capacidad de resolver en la emergencia. La tercerización de los posquirúrgicos, ¡ojo con eso! Porque la persona recién

> operada, si no se tiene cómo resolver alguna complicación, muere. Llega Medicina Legal y dice que la persona tuvo un shock hipovolémico... "Mire: ustedes hicieron todo bien, ¡pero ustedes no coordinaron y la persona necesitaba una reserva de sangre!". [...] Van a tercerizar hasta el laboratorio. ¡Así son muchos de los casos que tenemos, muchos!

Existen procedimientos problemáticos que, aunque requieren de un quirófano e infraestructura con todo el equipamiento para el monitoreo del o la paciente, terminan practicándose en consultorios que suponen costos mucho menores. A estos procedimientos la mercadotecnia les asigna nombres llamativos para encubrir lo que implican y abaratar su costo, a expensas del riesgo para los pacientes.

Está, por ejemplo, "Suave Brisa", uno de los procedimientos que más se han popularizado y el cual entraña un alto riesgo. Una de las fiscales les pregunta por él a los cirujanos plásticos certificados, ya que le han llegado denuncias de afectaciones o fallecimientos por este procedimiento.

Uno de los cirujanos explica:

> "Suave Brisa" es un nombre que le pusieron para enmascarar un procedimiento de liposucción, y lo enmascaran para hacerlo en consultorio, donde ni siquiera tienen una

> técnica aséptica, por lo que aumenta muchísimo el riesgo de infecciones; no tienen monitorizaciones, no hay anestesista. Una lipo, así sea seccional, se debe hacer en un quirófano, con todo el cuidado y condiciones de asepsia, con monitores, con el anestesiólogo al lado. Así sea seccional, es una intervención, pero lo enmascaran con ese nombre.

De manera que la famosa "Suave Brisa" es una liposucción localizada en algunas áreas y supone riesgos que requieren precauciones. Las fiscalías ya han registrado percances por este procedimiento, e igualmente hay antecedentes de fallecimientos. En algunos otros países lo llaman también "minilipo" o "minilipo de consultorio".

Otro procedimiento al cual se le ha puesto un nombre que distrae de los riesgos que implica es la "Hidrolipoclasia", según me explica el médico colombiano Jorge Eduardo Paredes: "Al igual que el 'Suave Brisa', son procedimientos para extraer grasa, pero que terminan siendo invasivos y que tienen sus riesgos. Y obviamente no se deben hacer en un consultorio".

Morir en procedimientos estéticos

Jorge Eduardo Paredes es un cirujano especialista en patología clínica y magíster en Medicina Forense que ha estudiado los daños que pueden generarse en un cuerpo durante procedimientos de índole estética hasta el fallecimiento.

Su amplio conocimiento deriva de su experiencia de tres décadas en el Instituto Nacional de Medicina Legal y Ciencias Forenses de Colombia, y de sus investigaciones plasmadas en varios libros, uno de ellos titulado *Riesgos en cirugía plástica y estética*.

A este médico colombiano se lo conoce a nivel internacional como creador de métodos de disección y abordaje "no convencionales" para esclarecer casos de alta complejidad en patología y antropología forense.

Le pregunto por las principales complicaciones que pueden ocurrir en los procedimientos estéticos. Me explica que estas derivan principalmente de complicaciones relacionadas con el uso de sustancias no aptas (no autorizadas para su uso en el cuerpo) y de que sean practicados por personas sin capacitación que a veces ni siquiera tienen relación alguna con el campo de la salud:

> Hay tres complicaciones grandes: los biopolímeros; cuando se forman trombos y se van al pulmón, lo cual se llama tromboembolismo pulmonar; y cuando lo que se va al pulmón es la grasa, lo que se llama embolia de tejido conectivo adiposo: se les van cúmulos de tejido subcutáneo, que es el que uno tiene debajo de la piel, mejor dicho, la grasita que uno tiene debajo de la piel, la cual es mucho más

prominente cuando uno está gordito, entonces esos componentes, esos fragmentos de tejido conectivo adiposo se pueden ir al pulmón.

Mas o menos la casuística está en esas tres condiciones, pero muchas de estas condiciones proceden de personas que no tienen la preparación, la capacitación, el conocimiento adecuado.

Le pregunto a qué considera que se deben los fallecimientos:

Creo que en Colombia ocurre lo mismo que en muchos países latinoamericanos: existe una práctica irregular de procedimientos estéticos, realizados por personas con diferentes niveles de capacitación y algunas sin capacitación. Hay procedimientos que son realizados por personas que ni siquiera son profesionales de la salud. Son individuos que comienzan haciendo actividades básicas como cortes de cabello o arreglo de uñas; luego toman un curso estético corto, o ni siquiera eso, y empiezan a aplicar sustancias de relleno como biopolímeros y derivados. Hay quienes van más allá y realizan procedimientos invasivos como liposucciones, a las que les cambian el nombre para atraer clientes; hacen cirugías en casas particulares, en peluquerías, en estéticas o spas, poniendo en riesgo la salud de las personas, especialmente por complicaciones infecciosas, y, en casos desafortunados, causando la muerte.

Podría pensarse que a un médico forense que ha trabajado tres décadas con cuerpos sin vida nada podría sorprenderlo. Sin embargo, Jorge Eduardo Paredes recuerda un caso: un hombre de 40 años que murió tras inyectarse silicona en los glúteos. Lo sorprendió tanto el deterioro del cadáver como la historia detrás: el hombre había comprado silicona en el mercado ilícito, llenó varias jeringas y se inyectó él mismo, en casa, un enorme volumen de esta sustancia: sin técnica, sin cuidado, sin conocimiento. El "hágalo usted mismo". Durante la autopsia, el forense encontró los pulmones completamente infiltrados por la silicona.

"Es llamativo", comenta, "porque no son solo mujeres; también hay hombres que se inyectan estas sustancias". Se inyectó los glúteos, y la silicona migró hasta sus pulmones, que terminaron invadidos y ennegrecidos.

Quien desee saber cómo matan los biopolímeros, puede preguntarle a Jorge Eduardo Paredes. Este forense colombiano es quizás uno de los mayores expertos en autopsias de personas fallecidas por estas sustancias.

> Cuando usted me pregunta en qué condiciones encuentro estos cuerpos, le puedo decir que, en cada necropsia, el pulmón está totalmente infiltrado por esta sustancia que se desplaza lentamente hacia los pulmones, y, lamentablemente, hay casos en que incluso llega al cerebro.
>
> La lesividad se debe a que la mayoría de los biopolímeros usados como modelantes son derivados del petróleo, y

se producen a temperaturas similares a las necesarias para obtener asfalto. De hecho, son sustancias muy parecidas al asfalto que todos sabemos se utiliza para pavimentar carreteras. A algunas personas les inyectan estas sustancias y, a las pocas horas, comienzan con dificultad respiratoria progresiva. Esas sustancias, utilizadas para aumentar volumen, se desplazan lentamente hacia los pulmones y, al llegar, provocan una falla pulmonar.

Subraya que "en Colombia ya existe una prohibición expresa mediante ley que prohíbe la aplicación de biopolímeros debido a los graves riesgos, pero, lamentablemente, la gente sigue aplicándolos".

El médico hace un llamado:

> Si una persona no tiene ningún compuesto inyectado y está considerando aplicarse uno de estos, debería dudar seriamente de lo que le van a poner, porque, en realidad, no existen compuestos milagrosos para aumentar el volumen de los glúteos. El único compuesto autorizado es el ácido hialurónico, pero es extremadamente costoso. Si a una persona le ofrecen un aumento de glúteos con ácido hialurónico, estamos hablando de alrededor de 50 mil dólares. No puede ser que algo que cuesta 50 mil dólares, y que además se absorberá con el tiempo, se lo ofrezcan por tan solo 200 dólares. Es una desproporción gigantesca.

Le pregunto ahora sobre el problema del intrusismo:

El intrusismo, ¡claro! ¿Qué ocurre con esto? Que estos procedimientos suelen pagarse en efectivo, y por eso se prestan para que se realicen prácticas ilícitas. A esto se suma una agravante: las personas que los realizan no cuentan con la capacitación ni los recursos logísticos adecuados, por eso cobran precios relativamente bajos.

Un mensaje que quiero enviar a la comunidad en general es que desconfíen cuando les ofrezcan estos procedimientos a tarifas demasiado bajas, porque ningún cirujano plástico especializado realizará un procedimiento cobrando tan poco.

Mi consejo es que, si un paciente desea someterse a cualquier tipo de procedimiento estético, busque a un profesional autorizado para hacerlo. Debe ser un especialista en cirugía plástica, y hay formas de verificar si realmente cuenta con los registros y certificaciones correspondientes.

Un cirujano plástico realiza estos procedimientos en un quirófano, acompañado de un anestesiólogo, con una valoración previa del paciente y exámenes prequirúrgicos para garantizar que se encuentra en buen estado de salud y que no hay contraindicaciones ni riesgos que impidan el procedimiento. Además, se debe realizar un consentimiento informado, en el que se expliquen los riesgos y en qué consiste el procedimiento, y el paciente firma este documento, lo mismo que el anestesiólogo, quien también explica los riesgos de la anestesia. De esta manera se protege la salud y la seguridad del paciente.

Lo que debe tenerse en cuenta

En términos generales las autoridades sanitarias hacen recomendaciones mínimas que las personas que se van a someter a un procedimiento con o sin bisturí deberían contemplar:

Revisar los registros oficiales de profesionistas, títulos y certificaciones.

Acudir con un profesional de la salud, que siempre sea en un consultorio o en hospital, según el procedimiento revisar la cédula profesional, los certificados. Se sugiere una primera cita de evaluación, que el establecimiento sea el adecuado, con todos los registros vigentes; revisar las acreditaciones del personal que trabaja en los establecimientos, así como la certificación de los productos que se les apliquen, y que sea en las condiciones adecuadas, ya que, aun sea una simple aguja, esta debe estar bajo procedimientos de asepsia y desinfección. Es decir, jamás en establecimientos no aptos como estéticas, gimnasios o cualquier otro sitio que no tenga condiciones mínimas de esterilización.

El médico les tiene que explicar bien lo que les va a hacer, con qué sustancias y mostrarles las certificaciones.

> [Hay que revisar] los permisos y licencias de operación vigentes, que el o los médicos y personal de salud que realizan los procedimientos tengan cédula de especialidad y certificaciones vigentes; que en las instalaciones el área quirúrgica se encuentre sin posibilidad de contaminación y con acceso restringido; que las instalaciones sean aptas y con las especificidades que requiere cada área: de ingreso, de quirófanos, de recuperación.

Hay requisitos básicos que debe cumplir un hospital o clínica que ofrezca procedimientos quirúrgicos:

> Es necesario que tenga a la vista las licencias sanitarias; que el médico sea especialista en cirugía plástica; que esté visible su título profesional. Que cada uno de quienes van a participar en el procedimiento tenga las acreditaciones profesionales para ello.
>
> El establecimiento debe tener a la vista las licencias de funcionamiento que concuerden con los servicios que ofrece.
>
> También que el área quirúrgica esté separada, que sea de acceso restringido y sin posibilidad de contaminación. Los quirófanos deben contar con áreas específicas y delimitadas: salas de operación, vestidores, áreas de tránsito principalmente.
>
> En el servicio de cirugía debe haber áreas delimitadas:

a) Área negra, que es todo lo que está fuera del servicio de cirugía.
b) Área gris, que es el área por donde el paciente debe ingresar al servicio de cirugía, pero previo a las salas de cirugía.
c) Área blanca, que es donde se ubican los quirófanos.

Los quirófanos además deben cumplir con requisitos como los siguientes:

- Paredes y pisos lisos, sin salientes y sin ranuras en los que pueda acumularse cualquier residuo, polvo o bacterias.
- La mesa para cirugías debe ser especial para ello.
- Las lámparas deben estar en el techo.
- Debe contar con equipo especial para la anestesia y con personal capacitado para su aplicación, con especialidad en anestesiología.
- El establecimiento debe tener área de recuperación poscirugía.
- Los medicamentos e insumos que se encuentren en el establecimiento deben tener registro sanitario, sus etiquetas en el idioma del país donde se utilizarán con fecha de caducidad vigente y en condiciones climáticas acordes a cada medicamento e insumo.

En México la Ley General de Salud mandata que todo procedimiento relacionado con cambiar o corregir el contorno o forma de diferentes zonas o regiones de la cara y del cuerpo se lleve a cabo en establecimientos o unidades médicas con licencia sanitaria y por médicos especialistas en cirugía plástica y con certificado vigente.

Procedimiento criminal

También ha habido casos de cirujanos que, con todo y certificación, han sido responsables de procedimientos desastrosos y hasta criminales.

En Guatemala tuvo lugar uno de los casos que más han evidenciado el lucro y la mercantilización que asedian este ámbito, una conducta tan atroz que cualquier calificativo que se le pueda dar es insuficiente.

Un médico cirujano instalado en una de las zonas más exclusivas de la capital organizó, junto con sus empleados (personal médico), una serie de actos ilícitos para ocultar la muerte de una de sus pacientes en su quirófano. Resulta inaudita la frialdad en el tono de sus palabras con las cuales, paso a paso, fue instruyendo cómo simularían que la paciente había salido bien de la operación y que supuestamente se había marchado con su alta voluntaria para engañar a la familia y distraer a las autoridades. Se puede escuchar porque uno de los enfermeros allí presentes, quien después se volvió testigo de la Fiscalía que indagaría el crimen, lo grabó y ofreció dicho audio como prueba.

Poco a poco se fue esclareciendo el engaño cuando las autoridades de Guatemala confirmaron que quien había salido simulando ser la paciente, instruida por el cirujano, era en realidad una enfermera que se vistió con la ropa de la paciente, para ese momento ya fallecida.

Luego de que Luis, uno de los enfermeros partícipes, se volvió testigo de la Fiscalía y detalló las atrocidades instruidas por el cirujano, el médico admitió su culpabilidad en busca de una sentencia benévola. Precisó el lugar donde había enterrado el cuerpo en una finca de su propiedad; con una sierra lo había desmembrado en seis pedazos. Un año después de aquella cirugía en la que la paciente fue "desaparecida" de la clínica estética a la que acudió, la familia de Floridalma Roque recibió sus restos.

En junio de 2023, Floridalma Roque, hondureña nacionalizada estadounidense, enfermera de profesión, viajó de Estados Unidos a la ciudad de Guatemala para que el cirujano Kevin Malouf Sierra le practicara varios procedimientos estéticos.

En un local del edificio Euro Plaza, en la Zona 14, una de las áreas residenciales más exclusivas de la capital guatemalteca, Kevin Malouf Sierra hacía las cirugías que con llamativas fotografías anunciaba en su sitio web y redes sociales, como quien llevaba el "arte estético" al bisturí a precios "atractivos".

"Contamos con personal altamente capacitado y entrenado en Estados Unidos, México y Europa que de forma multidisciplinaria estudiará cada caso de forma individual, otorgando la mejor solución cosmética", dice su página web.

Según el perfil allí incluido, Malouf había estudiado en México bajo la dirección de algunos conocidos cirujanos mexicanos, y había cursado su subespecialización en Bélgica y Barcelona. También, según su sitio web, pertenecía a varias asociaciones de cirujanos.

En su sitio web como en sus redes sociales Kevin Malouf solía difundir fotografías donde aparecía con famosos cantantes de varios países.

Floridalma decidió hacerse lo que él ofrecía como un "rejuvenecimiento fácil" y liposucción de brazos. Ingresó el 13 de junio de 2023 y su salida estaba programada para el día siguiente. Las cámaras del edificio la captaron cuando entró sosteniendo una pequeña maleta. Pero no volvería a salir con vida.

La cirugía ni siquiera debió haberse realizado ese día, y es que Floridalma era una paciente con nivel de riesgo alto porque padecía diabetes, y la noche anterior debió haber tomado un medicamento que no tomó, lo cual se identificó en las muestras preoperatorias. Sin embargo, el cirujano procedió a la intervención.

Durante la cirugía, los procesos practicados en el rostro le produjeron un sangrado abundante, para lo cual le suministraron un anticoagulante inyectable que altera la glucosa. Se agravó su estado clínico.

En estudios preoperatorios el cardiólogo había instruido que se tuviera insulina en el quirófano para que se le suministrara en caso de requerirlo, pero el cirujano Malouf no la adquirió porque no quería gastar. Posteriormente se evidenciaría que su negativa a comprar el medicamento era que porque, según le dijo a su equipo, luego no recuperaría ese dinero.

Las horas posteriores a la cirugía, a Floridalma se la mantuvo en la sala de operaciones. El médico salió de las instalaciones y dejó al personal a cargo. En tanto, los niveles de glucosa de Floridalma se dispararon peligrosamente por encima de los 350 miligramos por decilitro, y, según declaró el enfermero, este le insistió al médico que comprara la insulina, pero aquel mantuvo su negativa porque no quería realizar el gasto.

El enfermero le dijo que la trasladaran a un hospital de emergencia, a un centro asistencial para que la conectaran a un respirador y la monitorearan. Pero el médico dijo que él no iba a pagar eso.

Luego Malouf regresó a donde se encontraba Floridalma. Entre las 8:30 y 9:00 de la noche sufrió otro infarto, ya no tenía signos vitales. Le practicaron reanimación cardiopulmonar (RCP) sin resultado. El cuerpo de Floridalma yacía en la camilla quirúrgica aún conectada al ventilador mecánico con solución salina con sonda Foley. A un costado estaba el cirujano; frente a él, el enfermero llamado Luis; a la derecha de este, una enfermera llamada Susana, y luego otra doctora llamada Lidia.

El cirujano les dijo que no le iba a pasar lo mismo, refiriéndose a que se encontraba en un proceso legal por la muerte de otra paciente ocurrida en 2021. Y luego les habló de un "plan de contingencia" con el que desaparecería el cadáver.

Malouf les indicó a sus trabajadores cómo harían para ocultar la muerte de la paciente: le dirían a su familia que ella había salido bien de cirugía y que había pedido su alta. Si las autoridades decidieran investigar desviarían la atención para "deshacerse del cuerpo".

"En Guatemala puede pasar de todo, la secuestraron…", se escucha decir al médico, para luego despotricar contra todo y todos pretextando por qué buscaba esconder el cadáver.

Todo quedó registrado en la grabación hecha por el enfermero que había manifestado su desacuerdo con aquel "plan", con la que testificaría contra el médico.

En el proceso judicial posterior, el enfermero detalló que el cirujano ya tenía procesos en curso por denuncias previas. Hacía unos días había recibido una notificación por aquella otra paciente que murió en 2021, pero también tenía el antecedente de una paciente más fallecida en

2011, así como denuncias de otras pacientes a quienes les había quemado la piel.

Su "plan de contingencia" consistía, pues, en ocultar el fallecimiento. Ante las cámaras de grabación del edificio mostrarían a una de las enfermeras, vestida con bata, vendada y sacada en silla de ruedas como si fuese la paciente.

La familia de Floridalma no creyó la versión inicial que les dio el cirujano sobre que ella había pedido su alta y se había marchado. Porque ya había acordado con una familiar que la recogería por la mañana, tal y como lo hizo. Más tarde los hijos de Floridalma llegaron a la ciudad de Guatemala para buscarla y denunciar su desaparición.

Ante la denuncia por la desaparición de Floridalma, el médico continuó mintiendo. Incluso en los primeros días grabó videos para sus redes sociales en los que, con una pose bastante frívola, vestido con playera roja, gorra y unas gafas de sol Ray-Ban, a bordo de su vehículo, mientras conduce, da su falsa versión y, desdeñoso, revictimiza a Floridalma.

En un video de 5:17 minutos, tras repetir su versión falsa y revictimizar a Floridalma y a su familia, anuncia que los denunció por "difamación".

> Me imagino que si se metió a esto es porque le interesa el chisme, y bueno, qué voy a hacer en contra de esto. Guatemala se caracteriza porque les encanta esto. Ayer estaba

viendo las quinientas y tantas compartidas de la publicación que falsamente hicieron en mi contra, y ante tantas acusaciones falsas me voy a dedicar unos minutos a explicarles... A la hora de prescribir un medicamento y la paciente si se lo toma o no se lo toma ya no es cosa de uno, no puede ir a la casa uno, como decimos, a sobar el gaznate, cuando decimos en los perros para que le pase la pastilla, pues lo mismo sucede con esto...

Despreciativo era el cirujano también con sus pacientes, como se puede escuchar en las declaraciones.

Pero pronto la familia de Floridalma evidenciaría sus contradicciones probando que quien había salido de ese lugar no había sido ella.

Con el acompañamiento jurídico del Instituto de la Víctima, una institución gubernamental, la familia de Floridalma llevó adelante el proceso legal contra el cirujano.

El fallecimiento de Floridalma Roque —y todo lo que el cirujano omitió en el procedimiento o hizo para ocultar su muerte, incluidos los atroces actos para intentar desaparecer su cadáver— ha supuesto para su familia y para el Instituto de la Víctima, como sus representantes legales, "tener que enfrentar muchas vicisitudes en un sistema de justicia en el que no se atienden con objetividad los derechos de las víctimas, resoluciones judiciales parciales y actuaciones que han favorecido al cirujano, pese a las atrocidades admitidas", me explica la defensa de la familia de Floridalma.

Pasando por alto las acusaciones de la Fiscalía de homicidio doloso, inicialmente el juez desestimó las imputaciones y decidió rebajar los cargos a homicidio culposo, para facilitar las condiciones y beneficios a los imputados. Al médico le dio como privilegio ni siquiera acudir al juzgado a declarar, sino hacerlo vía remota, simplemente para aceptar los cargos que el juez decidió, lo que al cirujano le daba otros beneficios, como detallará el abogado de la familia de la víctima.

En una larga conversación, el director de Asistencia Legal del Instituto de la Víctima de Guatemala, Fanuel García, un abogado con amplia experiencia en el sistema de justicia penal de Guatemala, me va narrando todas las irregularidades en el proceso judicial que evidenciaron la actuación parcial del juez para favorecer a los acusados. Estas llevaron a que el Instituto, en representación de los familiares de la víctima, presentara una recusación contra el juez; sin embargo el juez insistió en mantenerse adelante.

> De hecho, en una de sus declaraciones el enfermero dice que, mire, esta operación ni siquiera debía haberse iniciado, porque, de acuerdo a los tratamientos médicos previos, por su cuadro de diabetes, le dijeron que tenía que tomarse cierto medicamento la noche anterior para que entonces

se pudiera operar. Pero al día siguiente, revisan y ven que ella no se lo tomó. De entrada, un médico responsable sabe que, de proceder con la intervención en esas circunstancias, puede producir este tipo de reacciones en su cuerpo, puede acarrear complicaciones que pueden llevarlo a la muerte.

Posteriormente, se interviene a la persona, se le hacen los exámenes posoperatorios y se determina que tiene un cuadro bastante alto de glucosa. Entonces empiezan a decirle: "Mire, hay que inyectarle la insulina porque no están los niveles de azúcar adecuados y está corriendo un riesgo". Y hay declaraciones en el expediente donde el médico decide y dice: "No, porque vamos a gastar mucho y ese dinero es dinero que no me van a reponer". El enfermero le dice: "Mire, hay necesidad de ponerlo, porque se puede complicar". Y se lo dice no una vez, sino reiteradamente, de tal manera que se denota que sí hay una previsibilidad, que hay personas que le están diciendo al médico "puede ocurrir un hecho grave, desencadenar en la muerte si no se aplica este medicamento". Y a pesar de eso él se niega a hacerlo.

Este tipo de hechos denotan un dolo eventual. De manera que cuando el juez decide rebajar esos hechos a homicidio culposo, en el que no hay una previsibilidad, allí ya estamos viendo que hay una parcialidad en facilitar condiciones y beneficios para los sindicados. Si a eso le sumamos los privilegios, como el hecho de que no venga a declarar acá para que no se tenga que enfrentar y para blindarlo de los medios

> de comunicación, y para que los medios no estén tan pendientes del caso, y para que lo haga en un ambiente totalmente distinto a lo que ocurre con los demás sindicados, estamos ante situaciones que hablan de una parcialidad.

El abogado detalla los irregulares beneficios que el juez le concedió a Malouf:

> Al considerarlo homicidio culposo, ellos le dan un beneficio que actualmente la ley guatemalteca permite, que es la aceptación de cargos, y esto lo que hace es reducir la pena que se impone a la mitad. Entonces estamos hablando de una pena de cinco años que se puede reducir a 2.5 y, por ser menor a cinco años, nuestra ley permite que se pueda conmutar y pagar una multa en vez de ir a la cárcel.

Pese a la gravedad de los hechos, el juez tampoco consideró lo ocurrido después de la muerte de Floridalma: cómo el médico planificó y se deshizo de su cuerpo. Siguió adelante en un juicio especial por aceptación de cargos. Según me explica García, este juicio no debió ni siquiera proceder "debido a la gravedad de los cargos y del caso". Cuando el médico aceptó los cargos, no se trató de aquellos imputados por la Fiscalía, sino los dictados por el juez, que son los mínimos y reducidos.

Impugnado todo el proceso, los representantes jurídicos de la familia de Floridalma han emprendido una dura batalla para que se juzgue a Kevin Malouf Sierra por homicidio doloso con las agravantes de haberse negado a adquirir la insulina que Floridalma requería por no querer gastar en ello. "Su actuación deja claro su menosprecio a la condición de la víctima y el incumplimiento de su deber", concluye el abogado.

Este se ha convertido en un caso que ha generado profunda indignación en la opinión pública de Guatemala.

En mayo de 2025, la Corte de Apelaciones dejó sin efecto el beneficio de "aceptación de cargos" con el que el juez había favorecido a Malouf, tras lo cual ordenó emitir una nueva resolución.

5

La era digital: el efecto Zoom, los *influencers* y el *tuneo*

El uso excesivo de las cámaras como parte de las nuevas dinámicas de vida, de trabajo, de estudio y de interacción social que surgieron durante la pandemia de covid-19 llevó a que muchas personas —independientemente de su edad, ocupación o estrato social— pusieran mayor atención en su propia imagen y, sintiéndose inconformes con esta, buscaran "cambiarla". Lo conocen como el efecto Zoom en el campo clínico y los conglomerados de la cosmetología lo vieron reflejado en el crecimiento exponencial, inédito, de su industria.

El encierro por la pandemia y la virtualidad marcaron un antes y un después en los procedimientos estéticos. De estos, los que han tenido mayor crecimiento son los llamados "sin bisturí".

La dermatóloga Laura Camacho es médica especialista formada en el Centro Dermatológico Dr. Ladislao de la Pascua, una de las instituciones mexicanas más conocidas en esa especialidad médica, que lleva el nombre del galeno muy destacado a nivel mundial por sus investigaciones en el campo de la dermatología. La entrevisté para hablar del efecto Zoom y el *boom* de los procedimientos estéticos sin bisturí de los últimos años.

La dermatóloga Camacho, quien tiene también estudios de posgrado en la Universidad de Alcalá, en Madrid, trabaja con laboratorios internacionales que desarrollan productos como ácido hialurónico y toxina botulínica, sustancias normalmente consideradas reabsorbibles. Su labor consiste en enseñar a los médicos especialistas cómo trabajar con tales productos y su aplicación, ya que cada sustancia requiere cierto nivel de *expertise* y certificaciones emitidas por las autoridades.

Camacho detalla cómo en tiempos pandémicos los especialistas empezaron a ver mayor afluencia de personas en búsqueda de procedimientos estéticos. Aun cuando había una restricción mundial de las actividades que implicaran algún contacto con otras personas, precisamente, como efecto de que esto se trasladara a la vida virtual, muchos empezaron a poner mayor interés en la imagen que percibían de sí mismos, influido por el uso de las redes sociales.

> Empezó todo en la pandemia, a pesar de ser una época muy difícil en todos los sentidos, y con todos los hospitales abarrotados [por el covid-19], pero en dermatología y en la parte estética no bajó la afluencia de pacientes. Y los pa-

cientes buscaban no precisamente atender un problema de irritación o de dermatitis, sino que decían "estoy todo el tiempo en Zoom y veo una línea que la quiero quitar".

Todo fue un tanto empírico, los pacientes así lo referían. Por verse en Zoom decían "es que yo no sabía que así estaba", "no, es que mira mi ojera, me veo supercansada" o "mira mi papada", "ya tengo bien caído aquí", "tengo una línea aquí". Todo el día se veían, y al verse a diario empezó a no gustarles mucho cómo se veían. También toma en cuenta que la cámara a veces nos aumenta las dimensiones de todo, pero, al verse a diario, porque así trabajaban, era una dosis diaria de querer cambiar eso que no les gustaba.

De allí pasó un año para que empezara a hablarse de este "efecto Zoom", porque fue un fenómeno global. Este fenómeno tiene que ver con eso, con verse todo el tiempo. Te ves tú mismo a la cámara, entonces todo el tiempo estás viendo tus gesticulaciones, que no conocías porque no te veías. Pudiese ser extraño para las personas, pero al verse diario puede ser algo que ya no toleran y quieren "mejorar" esa parte.

Una vez declarada como terminada la pandemia, el efecto Zoom prevaleció amplificado por el uso de las redes sociales y el auge de contenido en que la imagen personal es una constante.

La especialista prosigue:

Desde la pandemia se dio un cambio en el que la búsqueda de un dermatólogo no es nada más por un problema de la piel, acné, manchas, etcétera, ni siquiera por un *skincare* apropiado. El efecto Zoom, verse todo el tiempo en la pantalla y reparar en nuestras características, de pronto nos hizo querer tratar que si las arrugas, que si la cara cansada…

Y es que la piel es el resultado de lo que hay dentro. Nos da muchísima información de lo que está pasando en el individuo internamente. Y por eso buscar una piel sana, saludable, va de la mano con la belleza. Tener una piel sana, no es tan superficial; esto denota cómo uno se siente y refleja la salud interna: si una persona duerme bien, si come bien, si fuma, si bebe alcohol, todos los factores externos. La piel tiene un significado que parecería muy superficial, pero revela muchas cosas más.

De la pandemia para acá los pacientes han buscado "verse mejor", y allí justo puede haber una línea delgada, en la que mucho influye lo que nosotros podamos orientar y actuar con ética para decirles lo que les va bien, individualizar el tratamiento. Porque, claro, los pacientes de pronto empiezan a decir "yo quiero que ya no se me vea flácida la piel", "no quiero tener arrugas", y tenemos un arsenal de tratamientos nobles, pero a veces se cruza esa línea delgada al distorsionar cómo se ven y pedir cosas más allá.

Una consulta puede comprender una rutina, sin tener un problema de la piel, y tratar de mantener la piel más joven, arrugas finas. Claro que sí te solicitan procedimientos estéticos. El tratamiento tópico tiene solo cierto alcance, y allí es cuando empezamos a usar otras herramientas que son más inyectables.

Las industrias farmacéuticas de inyectables aumentaron sus cifras porque las personas comenzaron a inyectarse más. Tuvieron mucho auge a partir de la pandemia, la parte estética creció muchísimo, y sigue.

Sobre el uso de filtros en las aplicaciones, la dermatóloga comenta:

El filtro comenzó como una herramienta, entre que jugaban con ellos y demás, pero creo que ha empezado a abusarse de ellos, a ser una obsesión, porque entonces empiezas a cambiarte el color de ojos, el pelo, difuminar las líneas que no te gustan, a cambiarte muchas otras cosas. Pero también hay modas en lo estético.

A raíz de eso tenemos tres tipos de pacientes: aquellos que sí se clavan mucho en los filtros y empiezan a crearse otras expectativas muy acordes a cómo se ven con ellos. Otros que se quedan usándolos y que les gustan, y cuando tienes la oportunidad de conocerlos en vivo, dices: "¡Híjole, no eres tú, pero nada nada tú!". Porque hasta te permiten adelgazar. Y están otros que dicen: "Yo no quiero usar ningún filtro, yo quiero sentirme segura y vengo a consulta porque quiero una buena rutina, quiero un buen tratamiento, porque no quiero usar filtros, incluso no quiero usar maquillaje, quiero que mi piel la pueda mostrar así, sin necesidad de ningún maquillaje".

Así que pueden generarse varias conductas a raíz de los filtros. Pero sí que generan a veces expectativas muy altas, porque no hay manera, incluso la cirugía tiene sus limitaciones. Ni qué decir de las inyecciones, no puedes cambiar así las facciones de alguien.

La importancia de las certificaciones

Aun sean productos certificados y sustancias absorbibles, es primordial que quien las aplique sea personal médico, certificado y cualificado para tales procedimientos.

La doctora Camacho, quien capacita a los especialistas médicos para aplicarlas, explica:

> Cuando vas a inyectar debes tener conocimiento amplio de la anatomía del cuerpo y saber muy bien lo que estás inyectando. Los productos que inyectas, aun tratándose de ácido hialurónico o toxina botulínica, tienes que conocerlos a fondo porque, así como el paracetamol puede tener un efecto adverso, lo mismo ocurre con estas sustancias. Los productos que se inyecten deben ser de laboratorio, tener certificaciones, permisos de la Cofepris [para el caso mexicano, en cada país hay autoridades equivalentes], y su uso

debe tener sustento científico. Se debe explicar al paciente para qué es cada sustancia.

La toxina botulínica reduce las líneas de expresión. Se puede usar en varias zonas de la cara, incluso en el cuello, pero en donde tiene un mejor efecto es en el tercio superior: entrecejo, frente y "patas de gallo". La toxina botulínica se inyecta a nivel de músculo, y lo que hace es impedir el paso del neurotransmisor que da el estímulo para que el músculo se contraiga. Es como cuando nos enojamos: se nos notan las líneas. Y lo que hace la toxina botulínica es bloquear ese neurotransmisor, y cuando no le llega el músculo se relaja. Es el relajamiento del músculo lo que hace que la expresión se suavice.

Hay a quien le gusta verse un poquito más congelado. La toxina botulínica aunque hagas el efecto congelado se metaboliza, dura de tres a seis meses, en promedio, y va bajando el efecto poco a poco, no es que en un minuto ya no se tenga. No rellena, no cambia las facciones, lo que hace es relajar el músculo.

Ácidos hialurónicos hay muchos: están los que te dan el efecto de relleno, para ojera hundida y para levantar nariz, para labios. Y hay otros ácidos hialurónicos, pero no te dan relleno, te regeneran. Es como darle un *shot* a la piel.

Hay entonces hialurónicos que rellenan y otros que no, los especialistas deben elegirlos muy bien, evaluar las facciones del paciente, porque cada quien necesita cosas distintas. No es como que "a todos les pongo una jeringa de esto y de esto", sino que se debe prescribir un tratamiento a cada uno. Hay que saber qué les ponen.

El ácido hialurónico es una de las sustancias actualmente más utilizadas. En su composición puede haber de diferentes densidades, para distintas áreas del cuerpo y rostro o con una determinada función. Los laboratorios que lo producen tienen sus fórmulas específicas. Para su comercialización deben contar con las certificaciones y autorizaciones de cada país donde se venderán, así como del país donde se aplicarán.

Además, el uso de ácido hialurónico supone un alto nivel de dificultad que exige que los médicos especializados y certificados, los profesionales de la salud, estén capacitados específicamente para la aplicación de esta sustancia.

Aglae Florencio, cirujana naval militar, lo explica así: "El ácido hialurónico es una sustancia a la que hay que tenerle mucho respeto; es un ácido y al tener contacto con los vasos sanguíneos puede necrosar ¡al contacto! O sea, en un instante se puede ver lo necrosado, cuando se aplica en un vaso sanguíneo, por un milímetro que se haya desviado la aguja".

Los *overfilled*

Así se trate de sustancias aprobadas, certificadas, y de que se acuda con médicos profesionales y certificados para su aplicación, el uso excesivo de esos rellenos —aunque se les identifique como absorbibles— también puede tornarse un problema, como lo refirió el cirujano Daniel Slobodianik en páginas anteriores.

El síndrome de sobrellenado facial (*facial overfilled syndrome*, FOS) refiere al exceso de volumen por la infiltración de rellenos faciales, que provoca visibles desproporciones en mejillas, sienes, labios, párpados y zona perioral.

El *overfilled* podría, además, encubrir o tener como trasfondo un cuadro de trastorno dismórfico corporal (TDC) (véanse los capítulos 1 y 2). Al respecto, la dermatóloga Laura Camacho comenta:

> Yo soy más hacia lo natural. Nada que se vea exagerado. De entrada, si se trata de un paciente que ya viene con muchos *fillers*, sobrellenado, que es la exagerada aplicación, si trae un megapómulo o se distorsiona, podría tener un trastorno dismórfico corporal. Quizá él o ella sigue diciendo "no se nota", y no sea consciente de que ya se ve muy rellenado, y lo quiere seguir haciendo. Ya no es un resultado estético armonizado.
>
> En esos casos, la verdad, no soy yo la indicada para seguirle aplicando, ya no me parece ni correcto ni ético para el paciente. Lo que tenemos que buscar es que las y los pacientes se sientan bien con los rasgos que tienen, pero armonizándolos.

Me llegó una vez una paciente que estaba superobsesionada con el surco nasogeniano, entonces cuando la vi ya tenía muchísimos tratamientos: hilos tensores, bioestimuladores, ácidos hialurónicos, no sé qué tanto más. Eso es algo que me frena. Si yo veo que tiene sobrellenado, *overfillers*, y además no estamos seguros de lo que le han puesto, pues me frena más. Ojalá le hayan puesto esos estimuladores de las marcas de los laboratorios confiables, pero en realidad no sabes si le pusieron otra cosa. Entonces hay que tener mucho cuidado, porque a lo mejor hace unos meses le inyectaron algo, y luego tú le inyectas; puede haber una complicación y puede ser el producto que le pusieron antes. Es muy difícil saber porque a veces el paciente tampoco sabe exactamente qué le pusieron; no sabe ni siquiera si fue ácido hialurónico o algo más; no entiende las diferencias entre una toxina botulínica y un ácido hialurónico.

Esta paciente que me llegó ya tenía muchísimo pómulo, y el surco muy levemente marcado. Pero se trataba de una obsesión, no quería tener nada, y al final es un surco que lo debemos tener. Ya no le podía poner una jeringa más para hacerle pómulo, ni allí ni en ningún lado, porque entonces implica darle más peso a su carita, y eso no iba a terminar bien. Venía con facciones que no deberían ser, muy rellenada. Entonces les tenemos que explicar que ya tiene producto. Hay que tener mucho tacto con los pacientes. No le puedo decir "esto está fatal", por supuesto que no, pero sí explicarle que al final es un surco, es natural, porque la idea es envejecer, pero vamos haciendo estas terapias para que sea más lento y para que sea como más natural. La idea no es "nunca vas a tener ni un solo surco y te voy a dejar superlisa". Si yo le inyectaba algo más, no se iba a ver bien, iba a empeorar.

¿Cuándo parar? La ética versus el *overfilled*

Aplicar test y hacer pruebas especializadas para identificar algún posible trastorno de índole mental podría ser una manera de evitar el *overfilled*. Cuando entrevisto a las médicas en sus consultorios, les pregunto qué recomendaciones tienen para no caer en esa tendencia del sobrellenado.

Aglae Florencio dice:

> Nosotros tenemos que platicar mucho con los pacientes porque puede ser un caso de dismorfia [TDC] en el cual el paciente siempre se ve mal a sí mismo. Entonces debemos concientizar al paciente y decir "en este momento esto no es lo que tu cara o tu cuerpo necesita, no necesitas más"; tener la ética profesional para decirles "hasta aquí", "nada más", "no más". Y el paciente, si el médico le está diciendo que tiene las dosis ideales, debe confiar en él, porque, si no, se puede caer en esta parte de que todo salga mal, que todo se vea mal; en lugar de intentar algo bonito y armónico, pueda ser fatal. Porque quizá el paciente está lidiando con esta dismorfia y no lo sabe.

A mí una que otra paciente me ha dicho "¿no crees que me falta otro poquito de este lado?". Porque trabajamos bajo planos simétricos. Pero todos somos asimétricos, por genética, porque así nacimos y siempre hay un lado de la cara más grande que el otro. Podemos ayudar a disminuir ese efecto, pero a veces el paciente sigue viendo que una parte es irregular. Y allí es donde nosotros decimos "ya está simétrico, ya no necesitas más, ya se ve bien". "Si te pongo más se va a ver más grande ese lado que el otro". Eso sí me ha tocado mucho.

Le pregunto a la dermatóloga Camacho de qué manera contribuiría la aplicación de cuestionarios básicos a detectar indicios o sintomatología de un trastorno dismórfico corporal:

> Yo creo que sería una maravilla que se pudieran implementar, a los profesionales de la salud les facilitaría el trabajo; incluso que estos pacientes que a veces es complicado aterrizar, pues si ellos tuvieran un cuestionario que llenar y dijeran "no es normal", eso ayudaría a los profesionales de la salud.
>
> Lo triste es que muchas veces no son profesionales de la salud, no son médicos quienes aplican estos productos, incluso vemos que lo hacen estilistas, cosmetólogos, que al final no tienen una formación en medicina ni nada, no sabemos dónde estudiaron cosmetología, porque a lo mejor si

hubiera una escuela muy certificada eso sería otro boleto; si tuvieran una cédula o algo, pero aquí la situación es que a veces se dicen cosmetólogos o se dice que aplican [inyectables] porque dicen pon aquí pon aquí… Yo creo que no hay ese criterio de decir "ya no". No puedo generalizar, pero a muchos pacientes, como esta paciente que insistía en que le pusiera más, pues aquellos les van a decir que "sí", porque incluso no tienen criterio de decir cuándo ya es un *overfilled*.

La industria ha crecido también por eso, porque es muy bien remunerada. Pero tenemos que recordar que somos médicos que prometimos no dañar.

Filler dissolving

El *overfilled* es evidente en figuras del espectáculo, el cine, las pasarelas, la política… Hace que sus rostros se tornen irreconocibles, que con tantos rellenos parezcan hinchados. Precisamente es así como le han llamado mediáticamente "el fenómeno de las caras hinchadas".

Pero también comienzan a observarse casos de quienes buscan revertirlo, por medio de procedimientos de disolución de rellenos (*filler dissolving*), para lo cual también hay especialistas clínicos dedicados a ello.

Así, aquellos en quienes era muy evidente su exceso de rellenos han ido sumándose a quienes han buscado *dissol-*

vingfiller. Algunos incluso han expuesto públicamente las condiciones de salud mental que los llevaron a rellenarse una y otra vez hasta caer en el *overfilled*, y que luego, mediante tratamiento a su salud mental y física, finalmente decidieron retirarse los rellenos o el exceso de estos. La tendencia del *dissolvingfiller*.

Sobrellenarse para parecerse a famos@s

Las modas del relleno en exceso se imponen también desde las redes sociales. En la web centenares de anuncios ofrecen, de ciudad en ciudad, todo tipo de rellenos. Por ejemplo, para labios: *pouty lips*, *Paris lips*, *happy lips*, *Russian lips*... Los labios proyectados que inyectan en consultorios, clínicas y establecimientos estéticos de todo tipo, a cualquier rango de precio, y hasta el mucho más peligroso "hágalo usted mismo".

También, riesgosamente, se anuncian lugares que supuestamente le enseñan a inyectar a cualquier persona.

Son incontables las páginas de anuncios y venta de productos para "rellenar" los labios con todo tipo de sustancias, y de cursos exprés para "enseñar" a "rellenar". Es uno de los procedimientos más visibles en la actualidad.

Lo sobrecargado, el sobrellenado, la proyección, en México, en el sector de la cirugía estética, coloquialmente se conoce como “el modelo buchón”. También está el mundialmente famoso “perfilamiento Kardashian”, en referencia a las hermanas estadounidenses de ese apellido, cuyos físicos y estilo, desde hace varios años, millones de personas intentan emular mediante procedimientos estéticos.

El perfilamiento de las Kardashian es quizá el más solicitado en las modificaciones estéticas. La médica Aglae Florencio explica:

> Lo que está de moda son los perfilamientos de tipo Kardashian, que es como un triángulo invertido, el perfilamiento de los pómulos y en la parte de abajo finito, y para lograrlo se deben hacer muchas cosas: bichectomía, lipo de papada, relleno, volumen en la parte de los párpados para lograr ese efecto de más volumen en el pómulo y que se vea más delgado el rostro.
>
> También me dicen cómo no quieren quedar: por ejemplo, el exceso de relleno de pómulo provoca que los ojos parezcan hundidos. O me dicen a quién se quieren parecer. Pero una cosa es la idea que tiene el paciente y otra lo que nosotros hacemos, porque lo que nosotros hacemos son armonizaciones faciales, no desfiguraciones.
>
> A veces llegan con la imagen con filtro, con efectos visuales, y dicen que quieren quedar así, pero se debe decir al paciente cuando algo está muy fuera de lo que podemos hacer. En los hombres el modelo de belleza es Brad Pitt, este tipo de caballeros que tienen mentón perfilado, el

> contorno mandibular marcado. Todos estos chicos quieren verse muy varoniles, no tan perfilados, pero que no se vea con la giba que todos tienen. Hay rellenos que se pueden poner, pero tampoco se necesita cambiarlos tanto, es solo afinar ciertos rasgos. Cuando quieren un cambio extremo sí se les dice "mira, no lo puedo hacer yo".

Por su parte, la dermatóloga Camacho comenta: "Vienen y dicen 'Quiero verme como las Kardashian, como Kylie Jenner, ¿qué hago para verme como ella?'. Y a veces hay que aterrizarlos y explicarles que ellas se hicieron tantas cirugías —todo lo que se pueden hacer—. Pero hay pacientes que te dicen: '¡Es que, sí, yo quiero verme así, ayúdame!'. Y hay que darles expectativas reales. Cada uno tiene sus propias facciones. Yo creo que el reto, cuando llegan con tanta expectativa y queriendo parecerse a alguien, cuando te dicen: '¡Es que quiero verme así!', es aterrizarlos".

—¿Y a quién quieren parecerse en estos tiempos?

—Me dicen mucho las Kardashian, me dicen mucho Kylie Jenner, me dicen mucho Danna Paola. Son las que más.

—¿Y en hombres?

—En hombres me muestran modelos de internet. Si bien en hombres los tratamientos son muy frecuentes, cuando vienen, dicen: "¡Ay, doctora, qué pena que ya me quiero poner bótox!". Incluso creo que a veces puede haber más hombres que mujeres que se hacen estos tratamientos, y la población no lo cree. Lo ocultan más, ellos vienen y siguen viniendo. Pero con pena dicen: "De esto ni una palabra a mi familia", porque vienen solos.

"Esto también va por zonas [geográficas]", explica la médica Aglae Florencio:

> En el norte es todo buchón, como le definen: labios con sobrerrellenado, no es una forma normal, sino con mucho volumen, tanto en el labio superior como en el labio inferior. También son quienes más se operan para ponerse implantes de mama, en glúteos, o hacerse lipotransferencia.
>
> En el sur, lo he visto con algunas pacientes de Cancún que vienen a hacerse procedimientos, también es más natural. En el sur hay muchas pacientes con tendencia al sobrepeso y la obesidad, y lo que ellas buscan es bajar de peso o ser más delgaditas, no tan "producidas", como le decimos nosotros.

El *tuneo*

La *selfie* es de Melanie en el hospital donde sería intervenida quirúrgicamente: aumento de senos, de glúteos y liposucción. Con el mensaje "Tanto tiempo soñando con este momento, y por fin podré conseguirlo ¡*Tuneo* de cuerpo completo, solo me faltará la rino!" incluye un emoticón de cara sonriente y estrellitas en los ojos, e indica su ubicación en uno de los hospitales del corporativo privado más conocido de la Ciudad de México.

Tiene 23 años. Cuando publicó la *selfie* en sus redes sociales estaba a punto de ser intervenida quirúrgicamente para practicarle aquellos procedimientos estéticos, regalo de graduación de sus padres, y lo informaba a su grupo de amigos y seguidores mediante las fotografías. Debía comunicarlo porque el *tuneo* habrá de mostrarse con *selfies*. Es parte del "ritual". Mostrarlo a los otros para obtener "reconocimiento" en tiempos de la era digital, de lo socialmente "atractivo", "admirable", "imitable".

Antaño, quienes se sometían a procedimientos estéticos lo intentaban ocultar, aunque las modificaciones fuesen evidentes. Pero con las redes sociales la tendencia es generar contenidos donde se documenten los preparativos, la experiencia y los resultados de los procedimientos, y contarles a "los otros" si recomiendan o no el establecimiento o a quien les realizó los procedimientos.

Los especialistas que entrevisté en varios países me explicaron que antes les resultaba muy complicado que sus pacientes les dieran su consentimiento para que les tomaran incluso las fotografías para su expediente clínico. No obstante, con la popularización de las cirugías y el alcance de las redes sociales, sus pacientes mismos les preguntan cuándo publicarán su historia en su cuenta de Instagram.

Uno de los cirujanos comenta:

> Yo tengo las publicaciones en redes desde hace ya muchos años, y en la época en que inicié a usar redes yo tenía que pedirle al paciente o lograr que se dejara *publicar*. Hoy en día la gran mayoría de los pacientes me dicen: "Doctor, ¿cuándo me va a poner en su Instagram?", "Grábeme para que publique mi historia". Quieren exhibirse. Las redes han cambiado mucho eso, porque cada vez más personas tienen redes sociales y les gusta hacerse notar.

Parecería que no hay cirugía o procedimiento estético sin *selfie*, sin *reel* de TikTok, sin historia de Instagram. Las *selfies* de las modificaciones corporales que se difunden en redes sociales son parte de la búsqueda de aprobación de "los otros", según los cánones que imponen las y los *influencers*.

Se comunica en espera del *like*, de generar reacciones, buscando popularidad, "porque el *tuneo* también te da *likes* y seguidores", dice Melanie.

La entrevista con Melanie ocurre meses después de que se hizo los procedimientos. Explica que ella y sus amigas les pidieron a sus padres, como regalo de graduación, que les pagaran las cirugías que ellas consideraban "necesarias". Las tres chicas eligieron los mismos procedimientos, aunque se los hicieron en clínicas distintas, porque no todas podían pagar los mismos precios.

Comenta Melanie que quienes acuden a los hospitales más costosos son quienes comparten la ubicación del lugar: "Si vas a una clínica que se sabe que es más barata, nadie lo anuncia, porque no es lo mismo que decir que fuiste a un lugar que se sabe que es más caro o que quien te operó les hace los procedimientos a las *influencers*, a la gente famosa".

Al escuchar las razones que la llevaron a plantearse, junto con sus amigas, que era "necesario" realizarse procedimientos de ese tipo, es inevitable pensar en aquel contexto que describió Gustavo Bolívar en *Sin senos no hay paraíso*, en el que las jovencitas afanosamente recurrían a todo tipo de prácticas para aumentarse el tamaño de los senos, con lo que, en su percepción, socialmente se convertirían en las mujeres más atractivas, según la moda de esos años, y ello les garantizaría su pase "al paraíso".

Así, en la realidad del siglo XXI, mediante las redes sociales se promueve el *tuneo* como la llave "al paraíso" del "reconocimiento"; los *likes* en tiempos de redes sociales representan la aprobación de "los otros".

El *tuneo* es como las y los jóvenes definen las modificaciones quirúrgicas. El término se ha vuelto tan común, tan coloquial, que la Asociación de Academias de la Lengua Española, en su *Diccionario de americanismos*, lo incluye dándole la siguiente definición: "*tunear(se)*. Embellecerse una persona mediante la cirugía estética o el maquillaje".

Tunearse es la tendencia incentivada desde las redes sociales; lo promueven no solo *influencers*, sino cualquier persona que se somete a procedimientos plásticos o estéticos; también, quienes los ofrecen y llevan a cabo, sean o no médicos, sean profesionales de la cirugía o charlatanes.

Porque las redes sociales se han convertido en el principal vehículo de marketing para procedimientos estéticos promovidos por algunos médicos, pero también por intrusistas que incitan a las modificaciones corporales, a veces riesgosas y a edades cada vez más tempranas.

"Me dijo: 'Eres el único' [con el que quiere tunearse]", dice la frase que acompaña la *selfie* de un médico de México.

"Llegó la hora de tunerase", anuncia en sus redes un cirujano de Guatemala, quien en su página de internet utiliza frecuentemente frases como "se te atraviesan las ganas de tunearte", "cuando ya es el momento de tunearte" y hasta "promociones del mes para tunearte".

Muchos contenidos sobre *tuneo* los suben también hombres que hacen ostentación de los recursos económicos destinados a los procedimientos de sus parejas, con mensajes machistas y cosificantes.

El que la pareja se realice procedimientos estéticos o pague por ellos también se anuncia. En redes se pueden ver contenidos absolutamente cosificantes de hombres mostrando a sus parejas intervenidas, y ellos mismos describiendo aquello "por lo que han pagado", textualmente.

Un hombre publica una fotografía de sí mismo junto a su pareja, vestida con un minúsculo vestido transparente y ajustado, resaltando los implantes en senos y glúteos, y escribe: "Sencillito, porque mi mejor accesorio es mi mujer recién operada". La publicación suma más de 300 mil interacciones con corazones.

Así, contenido tras contenido, las redes sociales son utilizadas para crear la necesidad de modificarse corporalmente mediante procedimientos con o sin bisturí, y así también para anunciar que una persona está en proceso de tunearse.

En otra red social, una joven muestra su rostro mientras le practican una cirugía estética de nariz. Y el mensaje: "Ay, equis, las mentiras de los hombres duelen más".

Otra: en una fotografía, una adolescente se muestra en una cama de hospital luego de ser intervenida, mientras su padre yace a un costado de ella, sobre un *reposet*, dormitando. "Mi papá operándome la nariz a los 12 (porque no me gustaba mi perfil)", y un emoticón de rostro sonriente con corazones en los ojos.

Las redes sociales se inundan con contenidos sobre *tuneo*, personas de distintas edades que en *selfies* y videos hablan de sus procedimientos:

"Me engañó, pero mínimo me dejo tuneada... ¿y a ustedes?", dice el texto de una imagen en la que la usuaria se muestra de cuerpo entero, en ropa *fitness* que resalta sus implantes y modificaciones de pies a cabeza; posa frente a un espejo mientras sostiene el celular para capturar la *selfie*.

"Sin estar operada, sin extensiones, sin inyectarte nada, y así llamas la atención... imagínate si te tuneas", escribe otra joven también mientras se hace la *selfie* en una cama de quirófano a punto de que le apliquen la anestesia. Le harán las modificaciones en un hospital del que indica su ubicación y que ella misma ensalza como uno de los más costosos del país.

En otra imagen de TikTok, una joven sobre un sofá se muestra probando con dificultades alimentos en una sala de hospital: "Yo horas después de salir de mi segunda o tercera tuneada y mintiéndome que será la última vez".

"Me dijo que le gustaban los carros (entonces me tuneé)", dice en su *selfie* una mujer vestida con bata en el consultorio de un médico peruano. La fotografía la comparte él mismo en su Instagram.

Historia tras historia en Instagram, en TikTok, *selfies* del "antes" y el "después" de la "tuneada", incluido el paso a paso del posoperatorio, hasta con las fajas, vendas y drenajes, se han vuelto de los contenidos más populares. Y en esos contenidos la interacción principal proviene de otras y otros que a su vez quieren hacerse esos mismos procedimientos. Preguntan por los costos, se tornan en jueces respecto a si el resultado final les parece aprobable o reprobable según los cánones de "belleza", impuestos también desde las mismas redes sociales. Hay contenidos de esta naturaleza cuyas vistas se cuentan por millones.

Se registra en historias de Instagram no solo el procedimiento con el resultado que la persona esperaba, sino también los que consideran desastrosos, que le generaron alguna complicación, y utiliza las redes sociales también para exhibir a quien se los practicó, para "funarlo". Las redes sociales se usan como plataforma de denuncia contra quien incurrió en mala praxis, sea cirujano, sea intrusista, en parte porque las instancias judiciales resultan desgastantes o insuficientes en su actuación en estos casos, o fallidas también, ya que cuando un intrusista hace cirugías desastrosas suele trasladarse a otra ciudad o a otro país para continuar con sus prácticas.

Según algunos abogados que han llevado juicios como defensores de víctimas de procedimientos fallidos realizados en su mayoría por "esteticistas", lograr que se dicte una sentencia en un proceso legal puede tardar hasta seis años, es decir, las víctimas tienen que batallar ese tiempo, en promedio, para saber si el denunciado recibirá algún castigo por las afectaciones sufridas.

Los contenidos centrados en las cirugías o procedimientos sin bisturí han ganado tal popularidad en redes que suman miles y hasta millones de vistas. Estos, a su vez, en algunos casos, influyen en que quienes los ven busquen imitarlos y se reproduzcan los estándares de "belleza" impuesto por las y los *influencers*. Estos, convertidos en los principales mercadólogos, determinan qué es "atractivo". De allí que los corporativos estéticos, médicos o farmacéuticos los "patrocinen" para que recomienden sus productos o servicios.

Las redes sociales son también uno de los canales más utilizados por quienes se dedican a este ámbito, tanto quienes son médicos como quienes no lo son, como esteticistas que buscan clientes en estos canales de comunicación.

Modificarse por un *like*

¿Qué tanto una persona busca modificar su imagen mediante procedimientos con y sin bisturí por decisión propia? ¿Qué tanto por la presión de "los otros"? ¿Qué tanto por influencia de los medios de comunicación y por lo que dicen o muestran los *influencers*? Para hacerse "a la medida" y convertirse en "lo que uno ha soñado de sí mismo", ¿cuáles son los límites?

El anhelo por convertirse en *influencer* y captar seguidores, *likes*, popularidad y, en consecuencia, patrocinadores impone casi como obligación modificarse el rostro y el cuerpo mediante intervenciones, con o sin bisturí, hasta alcanzar esa imagen idealizada.

Luego, a su vez las y los *influencers* con rostros y cuerpos modificados se vuelven "lo imitable" para sus seguidores, que buscarán someterse a transformaciones para parecérseles.

Los médicos que entrevisté para esta investigación narran cómo constantemente atienden a pacientes que les solicitan ciertas modificaciones para verse como algunos *influencers* populares, e incluso les muestran sus fotos para que las tomen como referencia. Pero también son incentivados al ver que otros jóvenes se realizan estos procedimientos.

Esas cirugías para quinceañeras tan populares en Colombia también se han popularizado en México. Un médico cirujano establecido en Tijuana, que recibe pacientes tanto de México como de Estados Unidos, con el que conversé para esta investigación, detalla algunos casos de adolescentes de 14 años a quienes se les ha hecho liposucción para que a sus 15 lleguen "como Thalía".

"Mis pacientes de 13, 14 años son las que buscan más rinoplastia", dice otro cirujano, cuyo principal medio de promoción es TikTok.

En realidad resulta preocupante que los padres hayan "normalizado" que sus hijos les pidan como "obsequio" alguna cirugía de índole "estética", a edades cada vez más tempranas, sin ponderar los riesgos que conlleva.

"Mi hija me pide de regalo de 15 años una rinoplastia", dice un hombre anunciándolo en sus redes sociales como si fuese motivo de "estatus".

"Mi mamá me pagó la rino para mi fiesta de XV, para que saliera mejor en las fotos", dice otra joven en un "en vivo" que hace en su red social.

El acoso en redes

Algunas personas suelen modificar su cuerpo y rostro a semejanza de los modelos implantados por la industria de la moda, la cosmética y los *influencers*. Pero no siempre se reflexiona sobre lo que significan esos estereotipos, y riesgosamente se va "naturalizando", se va olvidando que se trata una imposición y que acatarla implica un riesgo, como ya lo han detallado los expertos entrevistados.

Las redes sociales se han convertido también en foro para expresar descarnadas críticas —muchas veces desde el anonimato— a cualquier persona que, a juicio de quienes emiten su opinión, ha de ser rechazada, criticada o devaluada porque no cumple un estándar, el modelo de "belleza" impuesto.

El asunto se vuelve trágico cuando, en esa dinámica de aspirar a poseer el cuerpo y rostro "perfectos", las personas ponen en riesgo su vida o su salud, tanto física como mental, al tratar de imitar lo que las y los *influencers* les "recomiendan": seguir dietas, tomar suplementos, el "hágalo usted mismo" o ponerse en manos de gente inescrupulosa que les promete "embellecerlas" y, al no cumplirse sus deseos, se frustran o deprimen, muchas veces con desenlaces fatales.

Desde el ámbito de la comunicación, los profesionales que realizan análisis del discurso han identificado el efecto negativo que tienen los mensajes que incentivan a subordinarse a los estereotipos de "lo atractivo", los modelos de "belleza" impuestos en la era digital.

Araceli Pérez, doctora en Ciencias Políticas y Sociales por la UNAM, señala:

> El acoso por la apariencia física que se genera en redes sociales es uno de los males, resultado de esos estereotipos de cuerpo y rostro que como sociedad hemos construido a lo largo del tiempo; ideas alimentadas por los modelos impuestos por los medios de comunicación, a través de los actores y actrices de la industria del entretenimiento, los y las comunicadoras que contratan en los canales, los y las *influencers* que los mecanismos de marketing contratan para proyectarlos como lo "imitable", y un largo etcétera. Dichas imposiciones son también las que provocan daños en la salud de quienes al no poseer ese prototipo de cuerpo y rostro "perfecto" se deprimen, pues son víctimas de acoso. O en su carrera por conseguir un cuerpo delgado se enredan en hábitos que los llevan a prácticas nocivas como la bulimia o anorexia, o incluso hasta intentos de suicidio o suicidios consumados.

En efecto, los médicos entrevistados para esta investigación confirmaron el impacto negativo que a las personas les genera la sobreexposición a lo que consideran "ideales" de belleza, que luego les provoca angustia el verse y sentirse tan distintos a ese "ideal".

Las redes sociales y quienes allí interactúan son también ante quienes se muestra una persona con filtros, porque al mostrarse de manera natural suelen ser blanco de críticas y comentarios mordaces, casi siempre desde el anonimato.

"Lo que veo en las redes de personas famosas, de *influencers*, no es nada de lo que soy", es una de las frases que más se repiten en las terapias que buscan asistir a quienes han sido afectados.

En redes sociales hay quienes parecen tener como afición principal la crítica a los demás, principalmente por el aspecto. Y, desde el anonimato también, se suman a foros para burlarse y hacer eco de las críticas que los otros han hecho sobre el físico de los demás. Una tóxica espiral de juicios mordaces que puede tener efectos muy graves para quien es blanco de denostación.

La tiranía de las redes sociales

Flor Sheiza Quispe Sucapuca se movía en los escenarios con vistosos vestuarios inspirados en las polleras andinas. Desde muy niña comenzó su carrera como cantante y destacó por el tono de su voz. Muñequita Milly era su nombre artístico. La joven peruana se convirtió en una de las más conocidas y apreciadas intérpretes de música que rescata el tono del folclor andino.

Tenía muchos grupos de fans en toda América Latina y entre la comunidad de migrantes en Estados Unidos.

Era además una joven hábilmente activa en sus redes sociales, donde sumaba miles de seguidores. Frecuentemente publicaba videos en TikTok y otras redes aplicando filtros a sus fotografías, algunos como efectos juguetones, otros para delinear su propia imagen.

Estaba también pendiente de la interacción con sus videos, pero los comentarios que le hacían no siempre eran positivos.

Así, en una entrevista con el conductor peruano Jheyson Meza, para su canal de internet, le compartió: "Creo que hay mucha gente mala, mucha gente mala que para ellos es muy fácil criticar, creo que es muy ligero todo lo que dicen, te dicen palabras horribles. Siempre hay comentarios que a veces te duelen, al principio me dolían los comentarios que veía".

Milly contrajo matrimonio y después se convirtió en mamá. Al retomar su carrera y giras, comenzó a ser blanco de crueles críticas y groseros mensajes en los que la ofendían y menospreciaban porque había "subido de peso". Insultos y ofensas eran escritos en redes sociales contra ella en los videos de sus presentaciones.

A una de sus amigas le compartió lo que le dolían esas críticas y que había decidido someterse a una "lipoescultura 360". En redes sociales veía los contenidos del cirujano que en su natal Perú se anunciaba como "el cirujano de las estrellas", quien hacía videos con otras cantantes de la región a las que había "intervenido", y esas cantantes a su vez promovían al cirujano en sus redes.

Tenía 23 años cuando, la noche del miércoles 27 de marzo de 2024, se puso en manos del "cirujano de las estrellas".

En Perú el doctor Fong se promocionaba de manera muy activa en redes sociales haciéndose acompañar también por *influencers*. Sus videos, grabados en su quirófano, lo mostraban bailando con música de fondo antes de llevar a cabo los procedimientos en personas vinculadas al mundo del espectáculo.

El médico se anunciaba principalmente con videos en TikTok. Decía: "Soy cirujano plástico y ahora tiktoker".

Publicaba mensajes como: "Me dijeron que no estudiara medicina porque era una carrera muy difícil, pero… ahora me dicen el cirujano de las extrellas [*sic*]", y videos posando desde su quirófano.

Tras su cirugía, desde el hospital, Muñequita Milly se quejaba de dolores insoportables. En videos donde aparecía con bata quirúrgica, fajas y vendas, agobiada lloraba por los dolores que sentía, los cuales daban cuenta de lo que le estaba ocurriendo.

El 3 de abril la trasladaron al área de emergencia de un centro médico donde fue ingresada a la unidad de cuidados intensivos, pero el mismo día Muñequita Milly murió.

Su familia denunció la negligencia y falta de atención en el posoperatorio y presentó una denuncia ante la Fiscalía, pero el proceso sigue bajo indagatoria. Según revelaría la necropsia, durante la liposucción le perforaron el intestino, lo cual le provocó una septicemia generalizada. Eso explica por qué tras su operación ella se quejaba de dolores tan intensos.

El cirujano *influencer* o tiktokero —como él mismo se define— es el mismo que le inyectó a Cinthia Vigil aquella sustancia nociva que tantos problemas de salud le ocasionó.

Modificarse para ser "l@s dobles"

Influencers y figuras públicas encumbradas por las redes sociales no han estado exentas de los riesgos y consecuencias de las intervenciones estéticas, en muchos casos practicadas por intrusistas, personas sin profesionalización, ni capacitación y que irresponsablemente usan sustancias lesivas.

Como cascada los fallecimientos de *influencers* han enlutado Instagram y OnlyFans.

Algunos de estos casos son el de Christina Ashten Gourkani, *influencer* en Instagram, TikTok y OnlyFans, quien se sometió a diversas cirugías para parecerse a Kim Kardashian, según había declarado públicamente, a partir de que sus conocidos le hacían notar su "parecido" con dicha *influencer*. "La doble de Kim Kardashian" se autonombraba.

En esa meta que se trazó iba de cirugía en cirugía y en 2023 se puso en manos de una cosmetóloga que, en un hotel en California, le inyectó silicona en los glúteos, lo cual le provocó insuficiencia respiratoria y embolia pulmonar. La cosmetóloga ejercía sin licencia y lo que le inyectó, como han explicado los expertos a lo largo de estas páginas, puede derivar precisamente en una embolia pulmonar.

La apariencia Kardashian se ha vuelto uno de los estereotipos más imitados. Hay quienes invierten fortunas para alcanzarlo. En las redes sociales se encuentra perfil tras perfil de quienes se anuncian como "la Kardashian mexicana", "la Kardashian rusa", "la Kardashian asiática", "la Kardashian española", "la Kardashian venezolana", "las Kardashian australianas", "la Kardashian italiana", "la Kardashian coreana"... Y un número creciente de chicas se someten a múltiples intervenciones estéticas para parecerse a las populares hermanas.

Otra *influencer* se autodefinía como "la Kardashian mexicana". Joselyn Cano, nacida en Estados Unidos de padres mexicanos, viajó de California a Colombia para someterse a otra cirugía: un levantamiento de glúteos que consistía en quitarle grasa de otras zonas del cuerpo para inyectársela en el trasero e incrementar el volumen. Murió en diciembre de 2020.

Luana Andrade, otra *influencer*, falleció en noviembre de 2023, como consecuencia de una cirugía estética realizada en un hospital de São Paulo.

En México, la *influencer* Magnolia Morales murió en enero de 2023, en Sinaloa, debido a las complicaciones que le produjo una de las varias intervenciones quirúrgicas a las que estaba sometiéndose para reducir su peso: una manga gástrica. Su familia denunció negligencia.

En Miami, Jacklyn Smith, una youtuber conocida como Jacky Oh y reconocida por su participación en el programa de comedia *Wild 'N Out*, murió en 2023 por las complicaciones de una cirugía de aumento de glúteos.

En Turquía, en junio de 2025 falleció la *influencer* brasileña Ana Bárbara Buhr, quien radicaba en Mozambique y viajó para realizarse varias cirugías: rinoplastia, liposucción y aumento de senos. Estas se le harían de manera gratuita a cambio de que promoviera el hospital donde la intervendrían. En su caso hubo irregularidades desde que no se cumplió con el protocolo de preoperatorio: la víspera había salido de fiesta junto con su esposo y el cirujano que practicaría los procedimientos; incluso, previo a la intervención, había consumido alimentos.

¿Qué tanto una persona busca modificar su imagen mediante bisturí por decisión propia? ¿Qué tanto derivado del estado de su salud emocional? ¿Qué tanto por influjo de los medios de comunicación o lo que muestran los *influencers*? Regreso al planteamiento como preámbulo para adentrarnos a otro mundo donde recurrir a excesivos procedimientos de índole estética, emana de la distorsionada autopercepción de la imagen, cuando quizá se padecen trastornos que causan dolor y sufrimiento debido a lo que se ve en el espejo.

6

Delgadez y anorexia *influencer*

La delgadez extrema —que no el cuerpo sano ni los hábitos saludables— es una de las características que históricamente más se han estereotipado como sinónimo de "belleza", reforzado por las revistas de moda, los medios de comunicación y las pasarelas de *haute couture* lo mismo que *prêt-à-porter* o *ready-to-wear.* El tallaje mínimo e "imposible" como sello prevalece aun con la lucha que por décadas han sostenido los movimientos para concientizar a la sociedad sobre la nociva influencia que la delgadez extrema ejerce, sobre todo en infancias y adolescentes que, en su intento de alcanzar ese "ideal" de delgadez, caen en la anorexia nerviosa y bulimia.

Las manifestaciones que ocasionalmente ocurren en algunas ciudades —europeas y estadounidenses principalmente— que a nivel mundial son emblema de las pasarelas de moda más destacadas quedan como anécdota, y los supuestos compromisos que las casas de moda e influyentes publicistas hacen en torno la "inclusión" pronto se desdibujan.

Aun cuando algunos países han tenido que llevar a la ley cuestiones como que el peso y la talla no sirvan de criterio para aceptar o despedir a alguien de su trabajo, y se les ha pedido reiteradamente a las industrias de la moda no usar la imagen de modelos con un peso inferior a los límites saludables, no siempre se cumple.

Pero la realidad también es que el sobrepeso y la obesidad —de acuerdo con la Organización Mundial de la Salud— son una epidemia global, pues, según sus estimaciones, afecta en promedio a una de cada ocho personas en el mundo, por causas multifactoriales y con muy diversas consecuencias también. La OMS dice:

> La obesidad es una compleja enfermedad crónica que se define por una acumulación excesiva de grasa que puede ser perjudicial para la salud. Puede provocar un aumento del riesgo de diabetes de tipo 2 y cardiopatías, afectar la salud ósea y la reproducción, y aumentar el riesgo de que aparezcan determinados tipos de cáncer. La obesidad influye en aspectos de calidad de vida como el sueño o el movimiento.

En tanto que la anorexia nerviosa y la bulimia nerviosa están incluidas en su Clasificación Internacional de Enfermedades (CIE) como trastornos de la ingestión de alimentos y parte de los trastornos mentales y del comportamiento.

Define que la anorexia nerviosa es un trastorno caracterizado por la pérdida de peso intencional inducida y mantenida por el paciente, quien tiene como idea recurrente y sobrevalorada un temor a la obesidad y a la flacidez de la silueta corporal, por lo cual se autoimpone un límite de peso bajo, que lleva a la desnutrición de gravedad variable debido a dietas, ejercicio excesivo, vómito, purgas inducidas y uso de anorexígenos y diuréticos.

La bulimia nerviosa la define como un trastorno que se caracteriza por episodios repetitivos de hiperingestión de alimentos y una preocupación excesiva por el control del peso corporal, que lleva a la persona a inducirse, luego de la hiperingestión alimentaria, vómitos y a usar purgantes. Explica que este trastorno comparte muchas características comunes con la anorexia nerviosa, incluido el excesivo interés en la apariencia personal y el peso. Que el vómito repetitivo puede dar origen a complicaciones físicas. Y que a menudo —aunque no siempre— hay antecedentes de episodios previos de anorexia nerviosa.

Otro trastorno, que fue definido como tal relativamente hace poco, en 2013, es el trastorno por atracones. Este empezó a reconocerse como una tercera categoría de los trastornos de la conducta alimentaria (TCA), y es al que se le identifica como el que tiene mayor prevalencia.

Estos trastornos se caracterizan por una alteración persistente en la alimentación o en el comportamiento relacionado con el consumo o la absorción de alimentos, lo cual causa un deterioro significativo de la salud física o del funcionamiento psicosocial.

Según el DMS, la anorexia nerviosa tiene como criterios diagnósticos la restricción de la ingesta energética en relación con las necesidades, que conduce a un peso corporal significativamente bajo[1] en relación con la edad, el sexo, el curso del desarrollo y la salud física.

La anorexia nerviosa tiene tres características básicas: la restricción de la ingesta energética persistente, el miedo intenso a ganar peso o a *engordar* (comportamiento que interfiere con el aumento de peso) y la alteración de la forma de percibir el peso y la constitución propios.

Quien la padece tiene, pues, una distorsionada percepción de su peso corporal. Siente que tiene sobrepeso en general o, en ciertos casos, se enfoca en ciertas partes del cuerpo. Emplean diferentes técnicas para valorar su talla o peso, se pesan con frecuencia, miden obsesivamente partes de su cuerpo y, de manera insistente, "comprueban" lo que perciben como "grasa".

La bulimia nerviosa, según el DMS, genera episodios recurrentes de atracones seguidos de comportamientos compensatorios para evitar el aumento de peso, como el vómito autoprovocado mediante el uso de los dedos o algún instrumento para estimular la náusea; se realizan

---

[1] El peso significativamente bajo se define como inferior al mínimo normal esperado en niños y adolescentes.

purgas, usan laxantes, diuréticos, enemas; toman medicamentos y hacen ayuno o ejercicio excesivo[2] para evitar el aumento de peso.

No se trata de patologías nuevas. Desde el siglo XVII algunos médicos comenzaban a registrar cuadros clínicos de pacientes que limitaban la ingesta de alimentos a tal nivel que no solo perdían peso, sino que padecían desnutrición. En el siglo XIX el médico francés Ernest Charles Lasègue y el inglés William Withey Gull se refirieron primero a dicha enfermedad como anorexia histérica y luego como anorexia nerviosa.

Tanto la anorexia nerviosa como la bulimia nerviosa son dos de los trastornos que a nivel mundial reciben mayor atención clínica tanto en el sector público de salud como en el privado. Para el caso de México, para esta investigación se obtuvieron las cifras de casos de anorexia nerviosa y bulimia nerviosa a los que en los hospitales del sector público se les ha dado atención.

La revisión de los datos nos permite reflexionar sobre la prevalencia de estos trastornos en una época en la que las redes sociales promueven ampliamente y hacen eco de los estereotipos de "belleza" asociados con la delgadez extrema y las peligrosas medidas para llegar a ella.

---

[2] El ejercicio se considera excesivo cuando interfiere de modo significativo con otras actividades importantes, cuando se practica en momentos o en lugares inapropiados, o cuando se sigue haciendo a pesar de alguna lesión u otras complicaciones médicas.

Así, son numerosos los casos de niñas con anorexia nerviosa; niños y niñas preadolescentes con anorexia y bulimia. Adolescentes, jóvenes, adultos, hombres y mujeres con tales padecimientos. Con tal obsesión, con tal sufrimiento.

Aun cuando a nivel mundial las organizaciones de la salud han alertado de los riesgos de estos trastornos y, mediante campañas, documentales, películas, canciones y otro tipo de contenidos, se intenta concientizar de los estragos de estos, siguen representando un riesgo influido por el estereotipo de "belleza" relacionado con la delgadez extrema que se refuerza y potencializa en las redes sociales.

Pero los contenidos que circulan en las redes sociales no solo reproducen estos estereotipos de "belleza", sino que muchas veces explícitamente alientan conductas como dejar de comer o comer y vomitar, dicho en términos muy simples; son contenidos "pro-Ana" o "pro-Mía", como se identifica a la anorexia y la bulimia en internet.

A inicios de los años 2000, cuando el internet comenzó a popularizarse, también surgieron blogs que hacían apología de la anorexia y bulimia. Al cabo de los años, se puso la lupa públicamente en la nocividad de este tipo de contenidos y supuestamente se urgió a cerrar dichas páginas al incentivar prácticas que podían poner en riesgo la vida de quienes las replicaran. Pero lejos de que las supuestas restricciones inhibieran que estos contenidos se subieran a la red y fueran difundidos, la ubicuidad de las redes sociales ha potencializado y expandido aún más los contenidos que promueven riesgosas formas de pérdida de peso, alentados por *influencers*.

En algunos países se han impulsado iniciativas para que las autoridades cierren páginas de internet que promueven ese tipo de contenidos y que cuentan con millones de visitas y seguidores. De igual manera, a través de Change.org se han hecho peticiones, pero no se ha logrado reducir la proliferación de esos contenidos.

En la red hay incontables páginas, blogs, foros, fotos y videos que de manera explícita incitan estas prácticas en quienes anhelan ser "princesas" y "príncipes", que es como se identifica a quienes padecen estos trastornos. Mantienen foros con tutoriales y guías, *tips* y "trucos" para consumar lo que llaman su "estilo de vida". Incluyen tutoriales sobre cómo ocultarle estas prácticas al entorno inmediato, y hasta detalles sobre cómo colocarse para vomitar efectivamente los alimentos que se han ingerido o cómo desechar lo que simularon comer.

Se han creado comunidades en apps para compartir dichos "consejos", insistiendo con frases como "nadie dijo que fuera fácil ser una princesa". Cuando a quien administra las páginas se le solicita acceso a ciertos foros, uno de los requisitos es que envíen fotografías propias y otras pruebas que indiquen que quien lo solicita busca o es realmente parte de ese que definen como "estilo de vida".

Y las redes también están inundadas de dietas y más dietas para "parecer princesa de Disney". Estas consisten no solo en reducir la ingesta de alimento, sino en comer cosas como bolas de algodón para supuestamente inhibir el apetito; asimismo, lesionarse para que el dolor distraiga el apetito, y otras prácticas extremas peligrosas.

Algunos blogs, videos y contenidos que hacen apología de ese "estilo de vida" son reportados y se bajan, pero son sustituidos de inmediato, y así han ido multiplicándose.

Un papel clave que motiva dichas prácticas lo desempeñan los *influencers*, quienes promueven modelos de delgadez extrema, en algunos casos enmascarando las prácticas a las que recurren para encarnar esa imagen. Son *influencers* con millones de seguidores.

Una de las más populares es la estadounidense Eugenia Cooney, quien comenzó a generar contenido en su canal y redes sociales en 2011, y al cabo de los años ha ido mostrando una cada vez más delgada imagen hasta llegar a los 27 kilos de peso promedio, lo cual evidencia su TCA, aunque ella negara reiteradamente tal condición.

En diversos momentos se han creado iniciativas para pedir que se cierren sus redes sociales. Algunas de estas se han organizado mediante Change.org. En las peticiones se explica que la controvertida *influencer* promueve una imagen corporal extremadamente delgada.

Otra de las peticiones hecha desde 2018 dice:

> Desde hace años la youtuber Eugenia ha estado subiendo videos de forma regular, haciendo transmisiones en vivo en diferentes plataformas y colgando fotos suyas por las redes sociales, a pesar de la controversia que se tiene en cuanto a su anorexia, existen muchísimos jóvenes que en cada video o foto suya comentan cosas similares a "ojalá fuera tan bonita como tú", "quisiera ser tan delgada como tú", "odio ser gorda"...

Y alerta del impacto que en jóvenes pueden tener esas imágenes.

Sin embargo, los contenidos siguen en línea. En sus redes Eugenia suma más de 2 millones de suscriptores, y cada uno de sus videos recibe también millones de vistas.

Mediante peticiones de Change.org se ha expuesto cómo ciertos contenidos de internet recurren a estrategias de marketing que pueden agravar aún más la condición de vulnerabilidad que pueden experimentar las personas que padecen trastornos de la conducta alimentaria.

Está, por ejemplo, el caso de un joven del Reino Unido que ha padecido bulimia y quien tras someterse a tratamiento comenzó a hablar en sus redes sociales sobre su trastorno. A partir de entonces comenzó a recibir anuncios de productos para "ganar dinero perdiendo peso", "productos para moldear el cuerpo" y otros más que, según su propia denuncia pública, podrían agravar su trastorno alimentario.

El joven ha hecho un llamado para que el gobierno del Reino Unido intervenga y prohíba este tipo de publicidad en línea y regule las plataformas publicitarias de contenidos relacionados con la imagen corporal.

La idea de delgadez extrema a edades cada vez más tempranas

El modo en que los medios de comunicación expresan el ideal de delgadez históricamente ha ido cambiando, así lo explica el médico David Ricardo Luna, psiquiatra con una alta especialidad en trastornos de la conducta alimentaria y posgrado en Ciencias Médicas:

> De manera más reciente y cada vez más rápida, la forma en que se publicita o la manera en que se hace uso de los medios de comunicación, el marketing del ideal de delgadez ha ido cambiando de manera importante, ha ido permeando y ha ido teniendo cada vez más alcance en diferentes grupos sociales. Me refiero a que cada vez los niños están más expuestos de manera más temprana a través de películas, a través de juguetes, a través de revistas o a través de videojuegos, que antes se hacía, pero no era algo ni tan explícito ni tan vasto. Y también ha permeado en diferentes grupos sociales o diferentes grupos étnicos, entonces yo diría que esto se ha ido masificando de manera bastante importante.

Los contenidos que promueven el ideal de delgadez, subraya el experto, actúan como reforzadores de dichos trastornos, pero el detonante para su aparición suele originarse en el entorno más personal e inmediato. Así lo explica:

> Lo que termina por precipitar la aparición de trastornos de la conducta alimentaria tiene que ver con la presencia de un ideal de delgadez, de una cultura de la delgadez, al interior de la familia de ese chico o de esa chica que lo desarrolla. Es el medio social inmediato que rodea a un paciente: las críticas por parte de la familia: papá, mamá, tías, tíos, abuelos; el hecho de que papá o mamá también tengan o no un trastorno de la conducta alimentaria, y la exigencia y la distancia afectiva por parte de los papás, lo que antecede y precipita un trastorno.

Cuando escucho al médico recuerdo el caso de Christopher Gregor, un hombre de 31 años, quien en Estados Unidos obligaba a su hijo de seis años a hacer ejercicio extenuante presionándolo a correr en una caminadora a toda velocidad "porque estaba gordo", hasta que el menor murió en 2021. Por un video donde se lo observa en un gimnasio se tuvo evidencia contundente de su abuso. En el juicio el patólogo forense expuso que el niño murió por lesiones de impacto contundente en el pecho y abdomen, una laceración en el corazón, una contusión pulmonar y una laceración y contusión en el hígado. El padre fue sentenciado a 25 años de prisión.[3]

Los especialistas señalan que la idea de "delgadez extrema" se va construyendo desde el entorno inmediato, muchas veces por parte de los padres. Cuando se convierte en un trastorno, los contenidos que la persona consume en los medios de comunicación actúan como "reforzadores".

El médico agrega:

> Si este chico o esta chica está expuesto a imágenes, las está buscando a través de Instagram, a través de redes sociales, si las consume a través de videojuegos, de muñecas Barbie o figuras de acción, de películas de superhéroes cuyos cuerpos tienden al ideal, un ideal muy específico que puede ser poco realista, pues todo eso termina funcionando como un reforzador de lo que ya ha interiorizado de una cultura de la delgadez en casa.

Los factores de riesgo para estos trastornos son numerosos e incluyen el ámbito de la genética, la psicología y el

---

[3] En México este tipo de problema se abordó en la película *Malos hábitos* (2007), en la que los padres ejercían presión extrema sobre sus hijos para materializar esa idea de "delgadez" que ellos creían que sus hijos debían personificar. En esta trama una madre también somete a su hija a ejercicios extenuantes en una caminadora. La madre pesa 40 kilos y se frustra cuando ve que su pequeña hija no baja de peso a pesar de que la somete a ejercicio, dietas excesivas y consumo de fármacos.

contexto familiar o social. De esos factores de riesgo para padecer un TCA, destaca:

> tener un alto nivel de críticas y exigencias por parte de los padres; un sentido de insuficiencia y de inadecuación dentro de la familia; haberse sometido a una primera dieta sin supervisión médica; o un alto nivel de ejercicio a petición de los padres o del mismo paciente, a una edad muy temprana, entre los nueve o 10 años, cuando el cerebro además está en una etapa vulnerable, frágil de su desarrollo.

En la historia de los pacientes, explica,

> encontramos que la insatisfacción corporal es el primer síntoma y antecede a cualquier conducta; aparece entre los cinco y los seis años. Estamos hablando desde el último año de preescolar y el primero de primaria. Y al menos desde mi punto de vista clínico, cuando les pregunto a los pacientes qué fue lo que lo detonó, todos por lo general recuerdan de manera muy específica alguna crítica o comentario por parte de papá o mamá.

Luna y yo hablamos en su consultorio, parte de una clínica especializada en TCA, ubicada en una zona de alta plusvalía de la Ciudad de México. Es un caluroso día de febrero por la tarde. Afuera se observa a adolescentes llegando a sus consultas, algunas van acompañadas por sus padres. En la sala de espera, aledaña a los consultorios, una de ellas, 12 o 13 años quizá, *baggy jeans*, playera muy muy holgada, tenis Adidas y el cabello lacio suelto, escucha música en sus audífonos mientras aguarda. Aunque la sala de espera está provista con suficientes sillones, opta por sentarse sobre la alfombra, en un rincón, ensimismada, aislada física y mentalmente con los audífonos que le permiten evadir las voces y ruidos del resto de quienes allí nos encontramos, mientras sus dedos suben y bajan por la pantalla de su celular.

Hay pacientes que acuden con otros miembros de su familia: hermanas, hermanos, el mismo TCA.

Lo que enmascaran los *influencers*

Mediante sus redes sociales *influencers* hacen apología de la delgadez extrema y promueven un ideal de belleza muchas veces haciéndolo pasar como producto de una vida *fitness* que, en realidad, dista de ser tal.

Le pregunto al doctor Luna si en los casos clínicos que ha tratado ha tenido pacientes para quienes los mensajes o contenidos de *influencers* que ven en redes sociales han actuado como "reforzadores" para su trastorno. No solo responde afirmativamente, sino que asegura también que ha tenido a los propios *influencers* de pacientes.

Así como he tenido pacientes que siguen en redes sociales a *influencers*, así también he tenido la otra parte: pacientes *influencers* que se someten a la exigencia percibida de sus seguidores. La enmascaran, muestran un ideal de vida saludable, *fitness*, en el gimnasio, pero ocultan que han recurrido a una serie de métodos peligrosos para bajar de peso. Claro, eso no es lo que muestran en las redes sociales, sino solo los resultados. Y ese es el material que los otros pacientes, desde el otro lado, consumen. Como fulanito o fulanita en un par de semanas bajó cuatro o cinco kilos, y supuestamente se somete a cierto nivel de exigencia en restricción alimentaria, en el ejercicio, se frustran cuando ven que no están alcanzando los resultados que el *influencer* sí alcanzó, pero solo están viendo los resultados que el *influencer* mostró en pantalla, quizá detrás de bambalinas utilizó otros métodos francamente peligrosos, entonces esta persona o este paciente, en la desesperación, comienza a explorar otros métodos más peligrosos.

Hay que poner en tela de juicio todo lo que se venda en redes sociales que tenga que ver con el ideal de delgadez, ideal de muscularidad, estilos de vida *fitness*, alimentación —tanto para subir de peso como para bajar de peso—, productos y suplementos, y hasta las mismas personas como producto.

Igual que los establecimientos para practicar procedimientos estéticos, con o sin bisturí, también a nivel mundial han proliferado aquellos en los que se venden tratamientos o intervenciones para reducción de peso. Además de programas y productos "milagro" para adelgazar (son el tipo de productos que más suelen encontrar las autoridades, Profeco y Cofepris, en sus operativos, y los llaman así porque en realidad son un engaño).

En este contexto, procedimientos quirúrgicos como la liposucción, lipoescultura, liposucciones en zonas focalizadas del cuerpo o las llamadas "minilipos" son los más populares a nivel mundial. Este tipo de intervenciones, así como las cirugías bariátricas, como se ha expuesto a lo largo de este libro, deben ser practicadas por profesionales especializados y certificados, dado que son los procedimientos que mayores riesgos suponen.

A muchos métodos quirúrgicos para "bajar de peso" suelen recurrir personas con trastornos no diagnosticados. El médico Luna afirma que con relativa frecuencia le toca ver a pacientes que se someten a cirugías bariátricas para reducción de peso sin que les funcionen debido a que, previo a la cirugía, no se había identificado que en realidad padecían un TCA: bulimia nerviosa principalmente o trastorno por atracón. Se les hace la cirugía, pero al poco tiempo recuperan el peso o, derivado de que se disminuyó el espacio del estómago, comienzan a vomitar, y el diagnóstico da un viraje: "un paciente que no vomitaba después de la cirugía se ve en la necesidad de comenzar a vomitar para expulsar el alimento, eliminar el malestar físico, y termina aprendiéndolo o adoptándolo como una conducta compensatoria".

Por otro lado, Luna refiere:

"Se ha documentado que en las clínicas para pérdida de peso, y no me refiero solo a las de cirugía bariátrica, sino también otro tipo de procedimientos quirúrgicos, o las que ofrecen bajar de peso con medicamentos o ejercicio, hasta un 60% de los pacientes tienen un trastorno de la alimentación y no lo saben".

Pincharse para enflacar

"Una maravilla metabólica", "lo mejor que me ha sucedido", "¿alguien vende en México?, pago lo que sea", "yo lo vendo en Colombia", "nadie se ama siendo gorda", "lo máximo, he bajado muchísimo", "yo tengo disponible en USA", "yo vendo en Honduras", "¿alguien vende en Uruguay?", "vendo, soy de España", "¿dónde consigo en Paraguay?". Estos mensajes se repiten frecuentemente en las redes sociales, en diversos idiomas, y con cada vez más y más vistas e interacciones. Hablan de la popular y riesgosa práctica de moda de los últimos años: pincharse para bajar de peso.

La fórmula química estrella, que genéricamente se llama semaglutida, es un fármaco creado y destinado al tratamiento de la diabetes mellitus tipo 2 en personas adultas. Su nombre comercial y el que está en boca de todos es Ozempic.

La popularidad del fármaco, y con ello la tendencia a la "ozempicmanía", nació a partir de que se observó que como uno de sus efectos en el tratamiento de la diabetes las personas comenzaban a bajar de peso por la manera en que la semaglutida se metaboliza en el cuerpo. Pronto se supo que las figuras del espectáculo e influencers habían comenzado a utilizarlo, y se volvió tendencia en Hollywood, de la que hicieron eco las redes sociales, a tal punto, y de manera tan visible en los rostros de los consumidores, que se acuñó el término *Ozempic face*.

Ante su popularidad también surgieron falsificaciones comercializadas mediante redes sociales. Dado que se trata de un fármaco costoso, las supuestas variaciones a menor costo fueron promovidas como "Ozempic barato", que en realidad es un producto falsificado.

Por lo menos desde 2023 comenzaron las alertas a nivel mundial por parte de la OMS y de las autoridades sanitarias de varios países por la comercialización de estos productos falsificados.

En agosto de ese año, en México, la Cofepris emitió también una alerta respecto a la "falsificación del medicamento Ozempic y su comercialización ilegal en plataformas de venta, redes sociales y en otras aplicaciones web".

El diciembre de 2023, la FDA de Estados Unidos emitió una alerta y notificó que había incautado "miles de unidades de producto" falsificado.

En junio de 2024, la OMS emitió una alerta mundial respecto al Ozempic falsificado detectado en Europa y América, cuyo consumo representa un riesgo para la salud. Se pidió a las autoridades sanitarias de cada país aumentar la vigilancia sobre la comercialización ilegal de ese medicamento apócrifo.

Pero este tipo de falsificaciones se han vuelto más frecuentes: en abril de 2025 la FDA de Estados Unidos alertó "que varios centenares de unidades de la inyección falsificada Ozempic circulaban en la cadena de suministro de medicamentos de los Estados Unidos". En diversos países las autoridades de salud y sanitarias comenzaron a emitir alertas de riesgo por la comercialización de falsificaciones de ese fármaco.

Los productos para adelgazar son cada vez más populares en redes sociales, sin que quienes los adquieren y consumen verifiquen de qué se trata o los riesgos.

Los fármacos "clonados" o falsificados etiquetados como el original para bajar de peso de manera exprés incluso también se venden en tianguis o comercios informales.

Pero el fármaco original, de cualquier forma, también tiene efectos secundarios y contraindicaciones.

Los riesgos de la desinformación en la era digital

La doctora Cristina Petratti, de nacionalidad argentina, radicada en España, es una destacada médica nutricionista especialista en obesidad y salud integral, autora de libros y estudios en este ámbito y miembro de la Sociedad Española para el Estudio de la Obesidad. Se le entrevista para explicar los riesgos que genera la desinformación que se difunde en internet en torno a las prácticas para perder peso:

> La pérdida de peso, desde la ciencia, se refiere a una enfermedad que se llama obesidad. La obesidad es una enfermedad crónica multifactorial: con factores genéticos en un 40 a 70%, factores hormonales, factores socioeconómicos. Multifactorial significa que no solo vos no bajás de peso porque comés más o te movés poco, y tampoco todos los estigmas que existen alrededor de esta enfermedad crónica. Sino porque tenés todos estos trastornos de poco gasto energético, la cuestión hormonal y demás.
>
> Perder peso depende igualmente de varios factores: genéticos, hipotiroidismo, insulinoma; también está lo emocional, los trastornos de la ansiedad y la depresión. Y también hay factores que regulan el apetito, hay hambre fisiológica y hambre emocional, sedentarismo, alteraciones en los alimentos ultraprocesados, falta de sueño, las diferentes edades con los trastornos hormonales, los fármacos que se

utilizan, determinantes socioeconómicos como las desigualdades económicas, la educación y desconocimiento nutricional. Todo esto puede llevar al aumento de peso. Teniendo en cuenta esto, empezaron a investigar y lograron llevar a la industria fármacos seguros y muy eficaces para prevenir la obesidad, pero en el contexto de la enfermedad crónica, no para bajar de peso para una fiesta o los cinco kilos por insatisfacción corporal.

Un fármaco muy seguro y eficaz es la semaglutida, Ozempic, que sí nos ayuda, pero en un contexto de obesidad. Los efectos adversos de este fármaco son vómito, náuseas, diarrea, pero son poco comunes. Los beneficios son que disminuye la grasa abdominal, baja el colesterol y aumenta la calidad de vida de la persona que padece obesidad, pero no por un tema estético.

Entonces, ¿qué pasó con el uso crónico de estos fármacos y la práctica de "me pincho un poquito, me pincho otro poquito"? Hizo que a nivel general se usara por "recomendación de una vecina", que se difundiera en las redes sociales. Pero no se termina de divulgar la ciencia real de estos fármacos.

Con respecto a las cirugías bariátricas o de balón gástrico, también tienen sus riesgos: diarreas, déficits nutricionales, de densidad ósea, complicaciones psiquiátricas... Muchas veces entre los pacientes que fueron operados aumenta la tasa de suicidio. Entonces, es un tratamiento eficaz para una obesidad hipersevera, pero necesita un seguimiento constante y multidisciplinario, lo mismo que los fármacos. Los fármacos requieren de prescripción y supervisión médica para maximizar los beneficios y minimizar los riesgos.

—¿Qué puede pasar con una persona que usa estos fármacos?

—Que desarrolle un trastorno de la conducta alimentaria porque, como siente saciedad, no come, o come por atracón. Entonces dejan de aplicarse y se hace otra vez un trastorno de la conducta alimentaria.

"¿Qué está pasando en el mundo en que vivimos con las redes sociales? Que la persona que realmente tiene obesidad se siente estigmatizada, en el trabajo, por la sociedad, porque, antes de que salieran todas estas novedades de no pensar más en la báscula, siempre el enfoque fue muy 'pesocentrista', la gente se subía a una báscula y decía 'vos pesás más de 100 kilos, sos gordo', 'entonces a partir de ahora te estigmatizamos por tal cosa'. Los que trabajamos en esto buscamos reducir este estigma para mejorar la salud individual de quien lo padece y avanzar hacia una sociedad más justa, más equitativa. ¿Y esto de qué depende? De la educación, de un enfoque médico multidisciplinario, de la promoción de una imagen corporal positiva, con herramientas, abordar este estigma no solo desde los derechos humanos, sino también desde un camino más efectivo hacia la salud y el bienestar. El enfoque médico científico es salud y bienestar; creo que el enfoque de la sociedad en las redes sociales es pesocentirsta; este simplifica y conlleva depresión, ansiedad, baja autoestima y asilamiento social. Creo que estamos viviendo en un ambiente muy hostil y de juicio constante, porque se compara el 'antes' y 'después' en una foto..."

Desde 2016, explica la nutricionista, la OMS instó a acabar con la discriminación y rehízo sus guías para promover una comunicación más respetuosa y más justa para las personas con obesidad: "De hecho, a las personas no se les dice 'gordos', se les dice 'personas con obesidad'; y el lenguaje más centrado en la persona, el empleo de imágenes más respetuosas en todos los medios de comunicación. Construir una narrativa que, si bien es más compleja, promueve comportamientos saludables".

Petratti señala que en varios países comenzaron a desarrollarse guías para el tratamiento integral. Por ejemplo, en la Sociedad Española para el Estudio de la Obesidad se desarrolló la *Guía giro* (*Guía española del manejo integral y multidisciplinar de la obesidad en personas adultas*): "Todos los especialistas en endocrinología y en obesidad empezamos a tratar esta enfermedad multifactorial multidisciplinariamiente".

—¿Qué observa sobre el cómo se trata el tema desde las redes sociales?

—Se habla mucho de los suplementos para bajar de peso y "tomate estas pastillas" y todas estas cosas. Creo que genera un daño a la población. Pero como en todo, uno tiene que aprender a buscar información basada en evidencia. Creo que también el *mea culpa* de los médicos es que tenemos que humanizar más el mensaje y salir a las redes sociales y hablar: evitando imágenes del "antes y después", hablar de "personas con obesidad" en lugar de "obesos", explicar que la obesidad es una enfermedad crónica, desmitificar el "comer menos y moverse más", esa no es la solución, desvincular la salud del peso. El bienestar no depende del número de la báscula, hay que romper el estigma. Explicar la nutrición, el ejercicio, la salud mental y los fármacos.

La especialista precisa: "No hay cuerpo perfecto asociado a ningún peso específico. La idea del peso ideal es un concepto obsoleto y reduccionista, que no considera la diversidad corporal, la genética, la composición corporal, ni toda la salud en su conjunto. El 'peso saludable' que llaman no es un número en la báscula, sino si tu cuerpo funciona bien, y la persona se siente bien física y emocionalmente. Depende de tu masa muscular, tu masa grasa, tu agua, tus huesos, se mide desde la energía y el bienestar, el buen descanso, los exámenes metabólicos, analíticos, glucosa, colesterol, presión arterial, desde una capacidad funcional como la fuerza, la resistencia y la movilidad. Incluso el índice de masa corporal (que es el peso, la talla al cuadrado, que no distingue entre músculo y grasa, entre grasa y salud metabólica) ya no es viable, eso desapareció. Entonces, la salud metabólica va más allá del peso. Es mirar los parámetros analíticos, analizar los hábitos sostenibles, es el bienestar emocional, la relación saludable entre la comida y el cuerpo, porque no existe cuerpo perfecto".

7

“Ciclarse” frente a la cámara

El ruso Aziz Sergeyevich Shavershian —de padres armenios—, nacido en Moscú en 1989, comenzó, en 2007, a popularizar en internet videos de él mismo en los que, con el nombre de Zyzz, promovía lo que denominó “culturismo *aesthetics Zyzz style*”. En el mundo *fitness* se lo reconoce como el primer *influencer* de este tipo.

En una entrevista narró que debido a la delgadez que experimentó durante su infancia y parte de su adolescencia había sido víctima de *bullying*, así que a los 17 años se inscribió a un gimnasio junto con su hermano Said. Así fueron documentando los cambios en su musculatura en el canal de YouTube de Aziz. En las fotos de su “antes” y “después” iba mostrando las transformaciones que en su cuerpo generaba un año de levantamiento de pesas, pero también de consumo de sustancias.

Zyzz fue ganando mucha popularidad, pero en 2011 moriría durante un viaje a Tailandia debido a una afección cardiaca.

Una riesgosa decisión

A partir de los contenidos *fitness* y de levantamiento de pesas que cobraron popularidad en internet, el abierto consumo de sustancias para aumentar el volumen muscular también creció.

Mediante las redes sociales, estimulado por los *influencers fitness*, la comercialización y distribución de esteroides anabólicos se ha potencializado y, con ello, sus riesgos, porque también su uso, preocupantemente, se ha ido "normalizando" entre jóvenes de muchos países, que ven como modelos a imitar a *influencers* que abiertamente han promovido el consumo.

El internet y las redes sociales se han convertido en plataformas donde de manera más abierta riesgosamente se incentiva el consumo de sustancias para aumentar musculatura. Estas sustancias ya no solo se ofrecen en gimnasios o sus alrededores, sino en páginas de internet donde se publicitan con imágenes idealizadas que de modo engañoso ofrecen maneras "seguras" de consumo. Muchas envían los productos mediante paquetería, sin locales físicos. Usualmente se comercializan como "suplementos dietéticos", de "incremento de masa muscular" o "farmacología deportiva". Para la comercialización en medios electrónicos se suele contactar también mediante redes sociales, o foros en internet, además de pedir el pago con criptomonedas o en efectivo, y remitirse en envíos.

El uso de anabólicos con fines de aumento muscular es un riesgo global, su contrabando y comercialización son un desafío para las autoridades de cada país. Consumirlos, ya sea en varias dosis al día o alternando y combinando diversas presentaciones, puede derivar en daños severos a la salud. Los estudios clínicos han identificado, entre otros, deterioro del hígado, tumores hepáticos, problemas cardiovasculares e intolerancia a la glucosa.

Una de las alertas emitidas en México por la Secretaría de Salud y por la Cofepris señala que algunos daños que el consumo de esteroides anabólicos puede tener en los hombres son la disminución del tamaño de los testículos, de la cantidad de esperma, calvicie, aumento del tamaño de los senos y cáncer de próstata.

En mujeres, los efectos negativos pueden ser crecimiento de vello facial o vello excesivo en el cuerpo, disminución del tamaño de los senos, calvicie, alteraciones o interrupción del ciclo menstrual y agrandamiento del clítoris.

Las afectaciones también pueden agravarse si el consumo de esteroides inicia en la etapa de la adolescencia, dado que retrasan el crecimiento y el desarrollo de la altura.

A nivel dermatológico generan cabello graso, piel grasa, alopecia, quistes sebáceos y acné. A nivel psiquiátrico pueden generar delirio, obsesión, celos, furia, agresión e irritabilidad.

Del laboratorio al gimnasio

Farmacológicamente los esteroides anabólicos fueron desarrollados para tratar algunas enfermedades. El término formal para estas sustancias, según la definición que hace la Secretaría de Salud de México, es de esteroides anabólicos androgénicos. Anabólico se refiere al desarrollo de los músculos y androgénico al desarrollo de las características sexuales masculinas. Así, estas sustancias son variaciones sintéticas de la hormona testosterona, sintetizada orgánicamente en mayor concentración en los hombres y menor en las mujeres.

Usar esteroides anabólicos sin padecer ninguna enfermedad y sin prescripción médica, es decir, hacerlo solo para incrementar la masa muscular, como lo hacen los fisicoculturistas y como se promueve de manera abierta en las redes sociales, pone en riesgo la salud de manera grave, y los daños pueden ser letales.

Las sustancias de mayor consumo son aquellas con los nombres genéricos de oximetolona, oxandrolona, estanozolol, fenilpropionato de nandrolona, decanoato de nandrolona, metandrostenolona, cipionato de testosterona y tetrahidrogestrinona.

Es importante mencionar que en el país la comercialización de estos compuestos sí está permitida, pero no como auxiliares en el incremento de masa muscular. Por eso su prescripción y consumo siempre deben estar a cargo y ser supervisados por profesionales de la salud.

El problema es que las farmacias o establecimientos formales de venta de fármacos hacen caso omiso a revisar quién adquiere los medicamentos, si tiene o no una prescripción, y cuando la transacción se hace en línea, ni siquiera se sabe si el comprador es una persona mayor de edad o un adolescente; si es una persona con un cuadro clínicamente sano o con alguna enfermedad.

Aunque el uso de esteroides anabólicos para hacer crecer los músculos data de hace décadas, al estar prohibido por los riesgos que conlleva para la salud, era también una práctica que se ocultaba. Pero las redes sociales han vuelto mucho más abiertos y populares su comercialización y consumo, y en algunos sectores incluso se han normalizado por su amplia difusión en las redes sociales. El problema ha llegado al punto de que incluso los laboratorios patrocinan a los *influencers*, y el comercio electrónico ha creado redes trasnacionales que de manera ilegal trasladan estas sustancias a cualquier punto del planeta.

Los esteroides se comercializan a unos pasos de los gimnasios, en internet y en redes sociales con entregas a domicilio. La comercialización e irresponsable y riesgosa incentivación a su consumo de anabólicos ha crecido también con las redes sociales, y mediante el comercio electrónico.

En Estados Unidos las autoridades han detectado redes y grupos que los comercializan y reciben sus pagos en criptomonedas. En 2021, en algunas cortes comenzaron a litigarse las acusaciones presentadas por fiscales federales de este país en contra de los integrantes de un grupo al que calificaron como los productores de esteroides anabólicos más grandes del mundo. Los producían en China y los promocionaban en ferias de Estados Unidos y sitios web.

La organización trasnacional —según las acusaciones de los fiscales estadounidenses— pretendía también contrabandear desde China hasta Estados Unidos, y de allí a México, precursores que combinarían con otras sustancias químicas para producir fentanilo y luego contrabandearlo de regreso a Estados Unidos.

En Sudamérica, las autoridades aduanales han detectado frecuente contrabando de esteroides entre Argentina y Chile, de Paraguay a Uruguay, de Colombia a Perú y de Perú a Chile.

Asimismo, han surgido falsificaciones de esteroides anabólicos, las cuales se trafican y comercializan de país en país. Gracias a las incautaciones hechas en aduanas se han ido detectando las rutas de tráfico de estas sustancias.

Consumo de esteroides y TDC muscular

Dentro del trastorno dismórfico corporal, la Asociación Estadounidense de Psiquiatría (APA), en su *Manual diagnóstico y estadístico de los trastornos mentales*, incluye la dismorfia muscular, que es la idea de una estructura corporal demasiado pequeña o poco musculosa. A menudo se la identifica como vigorexia o complejo de Adonis.

En la mitología griega, Adonis es símbolo de belleza masculina. El mito dice que el atractivo Adonis nació de los amores incestuosos de Mirra y su padre Cíniras, rey de Chipre, al que engañó bajo una falsa apariencia. Este, al descubrir el engaño, intentó matar a su hija, pero ella huyó y pidió ayuda a los dioses, que la convirtieron en un árbol. El árbol de mirra. Meses después, de la corteza de ese árbol nació un niño: Adonis.

Adonis era tan apuesto que Venus, la diosa del amor, herida accidentalmente por una flecha lanzada por su hijo Cupido, se enamoró del apuesto Adonis (narra Ovidio en *Metamorfosis*). Así describe el Museo del Prado su interpretación sobre la obra *Venus y Adonis*, del pintor italiano Paolo Veronés, que se exhibe en sus salas.

En tiempos de redes sociales, hablar de un Adonis socialmente sigue siendo definición de atractivo. Como "complejo de Adonis", se ha definido coloquialmente lo que para psicólogos y psiquiatras en términos clínicos sería una de las modalidades del TDC.

Como me explicó la doctora Amparo Belloch, experta en el tratamiento de TDC, la Dismorfia Muscular es una forma de Trastorno Dismórfico Corporal: "Hay una modalidad de TDC que se llama el Trastorno Muscular, que es la preocupación por la musculatura y la estructura general del cuerpo". Quien lo padece se mira al espejo y percibe su estructura corporal demasiado pequeña, y buscará tener enormes músculos, ya que es así su ideal de cuerpo. Para lograrlo no bastan extenuantes jornadas de ejercicio porque, aunque su musculatura crezca, a la persona con este trastorno, la propia estructura corporal le seguirá pareciendo demasiado pequeña o insuficientemente musculosa. Por ello a veces recurre al consumo de sustancias.

La APA refiere que aquellos con dismorfia muscular en realidad tienen un cuerpo normal o incluso claramente musculoso: "Una mayoría (pero no todos) realiza levantamiento de pesas, dieta o ejercicio de forma excesiva, a veces causándose daños corporales. Algunos utilizan esteroides anabolizantes androgénicos y otras sustancias potencialmente peligrosas para tratar de hacer que su cuerpo sea más grande y musculoso".

La psiquiatra Cristina Lóyzaga, del Instituto Nacional de Psiquiatría Ramón de la Fuente, explica que no importa cuánta masa muscular logre aumentar el paciente, su percepción seguirá siendo de debilidad y falta de musculatura.

Explica el caso de un joven de 18 años, cuya masa muscular era promedio:

> Pero él decía que era muy delgado y feo. Incluso si lo definiéramos en términos de los ideales de belleza, resulta que

era bastante atractivo, pero él no se percibía así. Empezó a ir a un gimnasio y a consumir anabólicos y otro tipo de sustancias. A pesar de que iba incrementando su musculatura, esa idea de que no era suficiente se seguía presentando todo el tiempo y lo afectaba en su forma de relacionarse con los demás. Su mamá fue la que le sugirió acudir a consulta cuando los esteroides anabólicos empezaron a alterar significativamente su carácter, haciéndolo sumamente irritable, con cambios emocionales; no quería realizar sus actividades, comenzaba a aislarse.

Las personas que padecen dismorfia muscular son más reticentes a buscar tratamiento, coinciden los expertos entrevistados. Usualmente son sus familiares quienes buscan atención psicológica para ellos.

A nivel global se ha identificado que quienes más lo padecen son hombres, quienes se ven agobiados por todas esas imágenes de modelos promovidas en los medios de comunicación y redes sociales en años recientes.

El doctor Mariano Eduardo Robles explica:

> Primero llegan al hospital si se han pasado con los anabolizantes, si es que han tenido una reacción adversa o algo así. La mayoría de las consultas en ese sentido son de la familia: padres o hermanos preocupados por una situación que al hijo o al hermano se le ha ido de las manos. Ellos no suelen llegar por sí mismos a consulta psicológica o psiquiátrica

porque no creen tener un problema o, de hecho, sienten que ya lo están solucionando: se están pinchando.

Desde hace 18 años Robles atiende a pacientes con TDC en España. Comenta el caso de un paciente cuya esposa decidió la separación. Él consideró que el motivo era "que no estaba suficentemente fuerte". Ella se fue de España y le dejó a cargo el cuidado del hijo de ambos.

> Él comenzó a ir a un gimnasio para "ponerse fuerte" y para que "no le pasara lo mismo". Empezó con creatina y luego anabolizantes. Allí es cuando aparece la familia, el padre muy preocupado: "Me ocupo de mi nieto todos los días porque mi hijo se la pasa en el gimnasio pinchándose; ha dejado el trabajo, ha vendido todo lo que tiene y se ha comprado un gimnasio y está obligando al niño a comer como él". No lo pinchaba, pero sí le daba lo mismo de comer. Todo fue mal. La mujer regresó para buscar la custodia del niño.

Héroe/Villano y los "asteroides"

Entre los llamados youtubers, hay quienes de manera abierta han nutrido sus contenidos con los esteroides anabólicos. Uno de los casos más popularizados en las redes sociales es el de Alfredo Martín, quien se hacía llamar "Villano Fitness".

Alfredo Martín, un joven español que trabajaba como traductor de libros, y afecto al *fitness*, abrió su canal de YouTube y redes sociales para convertirse en *influencer* promoviendo el *fitness* y el veganismo, utilizando el sobrenombre de "Héroe Fitness".

Según contó él mismo, abrió su canal "para difundir el mensaje de que se puede ser vegano y estar fuerte".

En uno de sus videos, publicado el 22 de mayo de 2016, cuenta cómo y por qué se hizo vegano. Un célebre discurso de Gary Yourofsky —activista por los derechos de los animales y conferencista estadounidense— influyó poderosamente y lo llevó a dejar de consumir alimentos de origen animal.

Alfredo Martín, Héroe Fitness, daba consejos de cómo ejercitarse y combinar los alimentos necesarios para prescindir de la carne. En ese tiempo era usual que los seguidores de su canal, con quienes interactuaba en vivo mediante su chat, le preguntaran si su físico era "natural", y él afirmaba que sí.

En aquel entonces tenía un cuerpo visiblemente estético y atlético, producto de muchos años de ejercicio, primero calistenia y luego levantando pesas en el gimnasio, donde entrenaba seis días a la semana, por la mañana y por la noche.

Pero su mente le decía que ese no era "el cuerpo perfecto". Frente al espejo miraba su musculatura y creía que no era suficiente.

Para diciembre de 2016 comenzó a consumir productos químicos con la intención de alcanzar su físico ideal.

En un video publicado el 30 de septiembre de 2020 contó cómo comenzó su consumo de algunos químicos para cambiar su cuerpo, para obtener lo que él definía como el "volumen perfecto". Para que sus videos no fueran bajados de la red, se refería a dichas sustancias como "asteroides".

En el video explica que, cuando tenía unos 15 o 16 años, empezó a entrenar calistenia:

> Desde muy pequeño siempre me habían fascinado los físicos musculados, en los dibujos animados, en el cine, Arnold Schwarzenegger, lo típico. Empecé a entrenar la parte física… Luego conocí al Powerexplosiv en el año 2009, 2010, 2011, cuando posteaba en ciertos foros, enseñaba cómo hacía dominadas con mucho peso, y yo intenté hacer ese tipo de cosas, me inspiró…
>
> Entrenaba en un parque que daba justo a la cristalería de un gimnasio, y en todos los gimnasios había dos o tres ciclados[1] enormes, que siempre los ves y dices… En aquella época yo era un natural convencido; obviamente en aquella época no tenía mucha idea de qué eran los "aste-

[1] Término coloquial usado en España para referirse a una persona muy musculosa, sobre todo que usa esteroides, por lo que suele tener una connotación negativa.

roides" o el dopaje en general, pero sabía identificar lo que era una persona natural de lo que era un monstruo de la masa, y siempre pensaba: "Mira ese, qué tramposo, no tiene la fuerza real...". Pero en el fondo yo decía: "Joder, si ese es el físico que yo quiero, ese es el físico con el que yo me he criado viendo en dibujos animados, en el cine...", y esa idea, esa semilla estaba plantada en mi cabeza... sin yo ser muy consciente de eso...

Me apunto a un gimnasio, y allí lo mismo... Me empezó a seducir la idea del culturismo no natural, también unido a ese ideal de belleza o ideal de cuerpo que yo tenía instalado en mi mente.

Según su propio testimonio —expuesto en sus redes sociales—, en diciembre de 2016 comenzó a consumir químicos, "asteroides".

A partir de que inició su transformación mediante el uso de este tipo de sustancias, su sobrenombre de Héroe Fitness quedó atrás y comenzó a utilizar el de Villano Fitness. Quizá como expresión de la trasmutación del atleta "normal" al supermusculoso, como esos superhéroes que veía en su infancia y que idealizaba para sí mismo. Sus seguidores crecieron muy significativamente, en gran medida porque Villano hablaba sin tapujos del uso de "asteroides".

Daba cursos y generaba contenido sobre suplementos y fisiculturismo, rutinas, dietas y "ciclos". Y en el mundo del internet, de las redes sociales, se convirtió en un youtuber muy conocido y reconocido como alguien que hablaba "con honestidad, con claridad, de manera directa del uso de esteroides y sus efectos".

En abril de 2020, en su canal de YouTube dio cuenta de cómo su físico había cambiado después de tres años "siendo no natural" de forma continua:

> El cambio es absolutamente radical, a nivel de cara, a nivel de pelo, a nivel de voz, la barba, bello corporal, a nivel físico.
>
> Lógicamente todos sabemos que la masa muscular se altera cuando dejas de ser natural.
>
> Mucha gente me pregunta por esos cambios y si merece la pena… Lógicamente, creo que jugarte la salud por tener un poco más de barba o por tener la voz más grave no tiene sentido. Las reacciones son muy individuales…
>
> ¿Merece la pena? Lógicamente yo diría que no. Yo diría que es una aventura, es un mundo, es otra forma de hacer las cosas, que tiene sus beneficios y tiene sus consecuencias. Si eres un vigoréxico culturista al que lo que más le importa en esta vida es estar mamadísimo, y no tanto su salud, y no tanto otras cuestiones, pues merece la pena. Pero yo nunca le voy a recomendar a nadie que lo consuma…

Decía que la intención de su canal no era glorificar, sino informar:

> Tú debes ser consciente de que están ocurriendo estos cambios en tejidos y en zonas que se ven. También están ocurriendo cambios en tejidos y zonas que no se ven... A lo mejor también tu corazón está cambiando. A lo mejor tus venas están cambiando. A lo mejor otros tejidos que no ves están cambiando. Por tanto, ¿vas a sacrificar todo eso porque algo que está fuera quieres que cambie? Pues no tiene mucho sentido. Obviamente, es lo que comentaba del tema de la salud. A lo mejor yo he experimentado cambios positivos a nivel físico, pero ¿y lo que no se ve o lo que no quieres que ocurra? Por ejemplo, la calvicie, hay gente a la que le preocupa... el daño en otros órganos. Tú hasta que no empieza otra cosa o no sea muy evidente, o valores de riñón o valores hepáticos. Los dos órganos que suelen tener más problema son el corazón y los riñones. Sobre todo cuando hablamos de sobrepesos musculares y abusos... Eso tú no lo ves a menos que te hagas pruebas anuales o con bastante frecuencia.

En una entrevista con Jordi Wild, uno de los youtubers españoles más conocidos, en enero de 2021, Alfredo Martín habló del consumo de estas sustancias:

> Vamos a hacer esa diferenciación de adicción física y adicción psicológica... Yo no tengo adicción a un nivel físico o que lo necesite por nada en concreto, sino simplemente por el uso de esteroides tengo un físico al cual sí de cierto modo

> soy adicto, cierta parte de mi personalidad, cierta parte de mi ego están vinculados al físico que tengo. Yo si dejase de consumir esteroides pegaría un bajo físico que afectaría mi autoestima... Por esa parte sí te vuelves adicto.

En otra conversación con un youtuber, Alfredo Martín expresó: "Soy conocido por ser el ciclado oficial de YouTube". En otra más, le dijo a su interlocutor: "Yo soy un vigoréxico... soy una persona que, para ganar más masa muscular, hace cosas que son perjudiciales para su salud".

Y vaya que lo eran: en noviembre de 2023, a los 30 años de edad, Alfredo Martín falleció. Habían transcurrido siete años desde que comenzara la ingesta de químicos para modificar su cuerpo.

El mundo de los *influencers* que "se ciclan" también se ha enlutado con cierta frecuencia.

En República Checa el fisicoculturista Illia Golem buscaba parecerse a Schwarzenegger. Medía 185 centímetros y pesaba 165 kilos; se inyectaba esteroides y se suministraba también insulina. En 2024, con 36 años, murió.

En Brasil el fisicoculturista Antonio Leso murió a los 26 años.

La pandemia de covid-19, que mantuvo a buena parte de la humanidad bajo encierro, también incidió en la proliferación de *influencers* y creadores de contenido para redes sociales que hablan sobre *fitness* y fisicoculturismo, pero que también alientan el consumo de las sustancias que ellos mismos usan para obtener volumen y una apariencia más musculosa. Los campeones de concursos mundiales de fisicoculturismo vieron crecer exponencialmente su número de seguidores, igual que el consumo de esteroides.

El alemán Jo Lindner, "Joesthetics", era un modelo *fitness* que se convirtió en otro influyente youtuber del fisicoculturismo. Cada uno de sus contenidos en que aparecía con el torso desnudo, moviendo las fibras musculares del pecho y modelando sus músculos, se volvía viral. Jo tenía casi dos millones de suscriptores en YouTube y las vistas a sus videos se contaban también por millones.

Jo murió en julio de 2023 a sus 30 años; la causa oficial fue un aneurisma.

Es evidente, pues, cómo las redes sociales han normalizado el uso de los esteroides anabólicos. En los contenidos hay hasta instrucciones de "cómo ciclarse".

La tendencia es también que jóvenes busquen convertirse en modelos *fitness* y de fisicoculturismo más para volverse *influencers* que para competir en torneos de culturismo. Es decir, el fin último es volverse populares y famosos en las redes sociales. Así, incluso antes de cumplir siquiera un año ejercitándose, comienzan a "ciclarse".

Por volverse famoso y alcanzar más popularidad, durante tres años el joven fisicoculturista ruso Kirill Tereshin (1996), a los 20 años, comenzó a inyectarse una mezcla de aceite, alcohol y lidocaína en los bíceps. En su Instagram y TikTok, haciéndose llamar "Popeye ruso" o "Bazookahands", empezó a generar contenido en que básicamente mostraba sus brazos que para entonces tenían unos 60 centímetros de diámetro. Empezó a padecer frecuentes dolores de cabeza y fiebres, y, a partir de 2019, inició la primera de las cirugías mediante las cuales le han ido retirando la sustancia.

La mezcla que Kirill se inyectó la han usado otros fisicoculturistas brasileños para modificar su cuerpo sin pensar en las consecuencias. Este es el caso de Valdir Segato. Era también un tiktoker con mucha popularidad por la forma en que modificó su cuerpo inyectando esa mezcla para hacerse llamar "Hulk brasileño". En agosto de 2022 murió a los 55 años; los días previos había presentado muchas dificultades para respirar.

Es trágico que por "influencia" de estos contenidos otros usuarios comiencen a imitar ese tipo de prácticas con las que su vida puede estar en riesgo.

8

La tenaza criminal

Al representar un ámbito altamente lucrativo, falsos insumos para procedimientos estéticos, cosméticos, esteroides anabólicos, fármacos pirata, engañosos productos que prometen bajar de peso, sustancias contrabandeadas, etcétera, son también una de las tenazas del crimen organizado a nivel global.

En Estados Unidos se ha identificado que las organizaciones criminales que comercializan esteroides anabólicos también contrabandean drogas sintéticas, medicamentos y cosméticos falsificados.

Es usual el contrabando técnico para comercializar productos que han sido prohibidos en ciertas regiones del mundo.

De manera global, durante la pandemia hubo un repunte en la producción de medicamentos falsos, no solo los relacionados con el covid-19.

En 2020, en un operativo, la Interpol incautó esteroides anabólicos, medicamentos dermatológicos, vitaminas, comprimidos para tratar la disfunción eréctil y medicamentos contra el cáncer. Antes habían detectado y cerrado más de 2500 sitios que los comercializaban ilícitamente en internet.

Como el contrabando se mueve a nivel global, si una sustancia está prohibida en un país por regulación, los contrabandistas lo mandan a otro mercado, así pasa con productos estéticos *pirata*, cosméticos falsificados, sustancias anabólicas, o ampolletas de rellenos sintéticos permanentes… porque no hay una aduana en el mundo —o puerto de entrada o garita fronteriza— que supervise al 100% todos y cada uno de los productos que por ella ingresan. Aunque se hagan incautaciones, hay lotes de esos productos apócrifos que logran llegar a su destino y comercializarse. Es entonces cuando se emiten las alertas para "evitar" su consumo. Y, como ha quedado evidenciado con el caso de los medicamentos con semaglutida falsificados, este problema ocurre incluso en países en los que se supone que hay una mayor vigilancia.

En las aduanas las incautaciones de productos cosméticos se cuantifican por miles de piezas y toneladas. Para esta investigación revisé algunos inventarios de incautaciones que en las aduanas mexicanas se han hecho de productos para procedimientos estéticos y cosméticos, confiscados principalmente por tratarse de piratería, contrabando o por embargo. En estos inventarios se enlistan máquinas de spa que se buscaba introducir ilegalmente, productos para "perfeccionar" alguna zona del cuerpo, tratamientos faciales, cremas, maquillajes, bálsamos labiales, delineadores, perfumes pirata y muchos otros productos falsificados.

Productos riesgosos para la salud

Revisé también los inventarios de productos de belleza y cosmetológicos que las autoridades de la Cofepris han identificado como un riesgo para la salud y que se han "asegurado", es decir, que fueron retirados de los sitios donde se comercializaban o almacenaban. Son productos que incumplían la Ley General de Salud y el Reglamento de Control Sanitario de Productos y Servicios.

Hay cremas, polvos, productos para la alopecia, extractos de hierbas, aceites minerales, glicerina, alcoholes, maquillajes en polvo y líquidos, fragancias, cremas faciales, spray para el cuero cabelludo, cosméticos, materias primas (muy diversas) para la elaboración de productos de belleza y de perfumería, cremas cicatrizantes, cremas antimanchas, cremas reductoras, aceites esenciales, emulsificantes, pomadas, barras hidratantes, repelentes, bálsamos, pastas dentales, mascarillas, jabones dermatológicos, cicatrizantes regenerantes, polvos, hierbas, cápsulas, geles, correctores, sílicas, cremas reafirmantes, champús... Se cuentan por toneladas, tambos, litros, miles de piezas. También hay productos caducos o de producción no autorizada.

Por cierto, los productos cosméticos para "aclarar" o "blanquear" la piel suelen ser de los más comercializados, de manera tanto legal como ilegal. Esto refleja la prevalencia de uno de los estereotipos más recurrentes e introyectados, el tono de piel "socialmente" más anhelado. Cómo esto impacta las interacciones sociales ha sido abordado puntualmente por el historiador Federico Navarrete en su libro *México racista*.

Regreso a las incautaciones que han hecho las autoridades de productos que prometen "aclarar la piel".

Una vez que revisé los inventarios de incautaciones y productos que las autoridades han retirado del mercado porque representaban un riesgo para la salud, me puse a revisar las solicitudes que ante las autoridades se han hecho también de "productos para aclarar la piel". Inicialmente quería ver la incidencia de las últimas décadas, año por año, pero la documentación en archivos oficiales tiene una vigencia de solo tres años, por ser "de carácter administrativo", así que solo pude consultar las solicitudes de autorización que para "productos para aclarar la piel" en un lapso de tres años se han hecho ante las autoridades.

Obtuve así una lista de "cremas aclaradoras", de "aclarado y textura, crema de noche", "*skinactive* agua micelar aclara *express*", "crema hidratante", "cuidado de día aclarante", "sérum aclarante", "antitranspirante *roll-on* dermoaclarante", "mascarilla aclarante", "desmaquillante aclarante", "jabón aclarante" y un largo —muy largo— etcétera. En algunos casos procedió la autorización, en otros no. La larga lista refleja el tamaño del negocio que para la industria tiene aquello que promete "aclarar". A nivel global es una de las más cuantiosas en términos económicos, pero también de las más polémicas.

En todo el mundo, cientos de activistas lideran campañas para crear conciencia acerca de los riesgos y daños que entrañan los métodos para "aclarar la piel" debido a algunas de las sustancias nocivas empleadas. Ya desde el año 2012, la OMS había lanzado una advertencia por el uso de cosméticos, cremas y jabones "aclarantes" de piel, que entre sus principios activos incluyen sales de mercurio, las cuales evitan la formación de melanina y aclaran la piel. En ese entonces, la organización mencionaba a México, República Dominicana y China como algunos de los países productores destacados. Algunos de los efectos adversos de estas sustancias para aclarar la piel son, según las autoridades, daños renales, erupciones cutáneas, mayor proclividad a las infecciones bacterianas y fúngicas de la piel, además de depresión, psicosis, neuropatías e intoxicaciones por mercurio.

La FDA en sus alertas ha sugerido revisar las etiquetas y evitar aquellos productos que contengan mercurio, cloruro de mercurio o calomelano, así como evitar los que no tengan etiquetas.

Eso ocurre al mismo tiempo en que hay movimientos y campañas internacionales contra el blanqueamiento de piel por lo lesivas que pueden ser algunas sustancias.

Uno de los movimientos más reconocidos que buscan crear conciencia sobre los riesgos de algunas de las sustancias usadas en la industria cosmetológica es The Beautywell Project, una organización con sede en Minesota liderada por la activista Amira Adawe. Amira ha documentado muchas historias de personas, principalmente mujeres de países de África, gravemente afectadas por el uso de esos productos.

Escribe Amira en su web que los productos para aclarar la piel les cuestan a las comunidades negras y morenas no solo su dinero, sino su salud. Es una industria, explica, que a nivel mundial se estima que genera unos 8300 millones de dólares, y solo en el mercado estadounidense, 2300 millones de dólares. Y muchos de estos consumidores no son conscientes de los peligros asociados al uso o mal uso de esos productos, lo que lleva a consecuencias trágicas.

The Beautywell Project ha emprendido intensas campañas de concientización. Una de estas es "Dangerous. Racist. Illegal. Toxic Skin Lightening Creams", la cual busca que se dejen de comercializar, mediante tiendas electrónicas, productos que contengan sustancias tóxicas.

Y es que, como hemos visto a lo largo de este libro, es precisamente el comercio electrónico el que permite que los productos prohibidos en cierto país sean llevados a otro.

Lo mismo ocurre con las cremas "aclarantes" que contienen sustancias prohibidas. Por ejemplo, las aduanas en Chile han incautado en varios momentos cargamentos de cremas "aclaradoras de piel" que contienen hidroquinona, una sustancia prohibida en Chile para usarse con fines cosméticos.

Las cremas habían sido manufacturadas en Costa de Marfil. Pretendían ser introducidas mediante un mecanismo en que falsamente el importador declaró que eran suministros "para el cabello". Pero cuando las autoridades aduanales de Valparaíso revisaron el cargamento, que se había embarcado en Estados Unidos, encontraron 9200 cremas de "belleza clarificante". Ya antes habían incautado cargamentos de ese mismo producto.

Busco esa misma crema mediante plataformas de comercio electrónico y veo que está disponible para comprarse en varios países.

Mientras, desde las redes sociales, la obsesión por "aclarar" la piel es otra de las prácticas se promueven amplia y abiertamente. Quizá por eso uno de los filtros que más se utilizan en las aplicaciones es el que "aclara" la piel.

En la web miles de páginas y cuentas de redes sociales comercializan productos "para aclarar la piel", de todos precios, de todo tipo de laboratorios y de manufactura. Utilizan contenidos de mercadeo enganchante y engañoso con leyendas como “crema aclaradora mágica”, “aclárate por 20 pesos”, “probando mascarilla superaclarante”, “cómo tener piel blanca”, “blanquea tu cuerpo”, “tutorial de cómo blanquear la piel como la de las coreanas”, “cremas aclarantes que sí funcionan”, “rutina aclaradora”.

Hace más de 2 000 años, Qin Shihuang, primer emperador que unificó China, bebía brebajes de mercurio creyendo que era el elíxir de la vida eterna; se cuenta que esta sería la sustancia que lo condujo a la muerte.

Regreso a Umberto Eco con su planteamiento de imaginar a un historiador del arte del futuro o a un explorador llegado del espacio, quienes probablemente quedarían atónitos ante el ideal de belleza dominante en el siglo XXI.